Day 1 (Date:___/___/_____)

TIME	BREAKFAST	CAL	FAT	CARB	PRO
			g	g	g
			g	g	g
			g	g	g
			g	g	g
	SNACK	**CAL**	**FAT**	**CARB**	**PRO**
			g	g	g
			g	g	g
			g	g	g
	LUNCH	**CAL**	**FAT**	**CARB**	**PRO**
			g	g	g
			g	g	g
			g	g	g
			g	g	g
			g	g	g
	SNACK	**CAL**	**FAT**	**CARB**	**PRO**
			g	g	g
			g	g	g
			g	g	g
	DINNER	**CAL**	**FAT**	**CARB**	**PRO**
			g	g	g
			g	g	g
			g	g	g
			g	g	g
			g	g	g
	SNACK	**CAL**	**FAT**	**CARB**	**PRO**
			g	g	g
			g	g	g
			g	g	g

NOTES: TOTALS

WATER (8-12 oz. per serving)

Day 2 (Date:___/___/_____)

TIME	BREAKFAST	CAL	FAT	CARB	PRO
			g	g	g
			g	g	g
			g	g	g
			g	g	g
	SNACK	CAL	FAT	CARB	PRO
			g	g	g
			g	g	g
			g	g	g
	LUNCH	CAL	FAT	CARB	PRO
			g	g	g
			g	g	g
			g	g	g
			g	g	g
			g	g	g
	SNACK	CAL	FAT	CARB	PRO
			g	g	g
			g	g	g
			g	g	g
	DINNER	CAL	FAT	CARB	PRO
			g	g	g
			g	g	g
			g	g	g
			g	g	g
			g	g	g
	SNACK	CAL	FAT	CARB	PRO
			g	g	g
			g	g	g
			g	g	g
NOTES:		TOTALS			

WATER (8-12 oz. per serving)

Day 3 (Date:___/___/_____)

TIME	BREAKFAST	CAL	FAT	CARB	PRO
			g	g	g
			g	g	g
			g	g	g
			g	g	g
	SNACK	CAL	FAT	CARB	PRO
			g	g	g
			g	g	g
			g	g	g
	LUNCH	CAL	FAT	CARB	PRO
			g	g	g
			g	g	g
			g	g	g
			g	g	g
			g	g	g
	SNACK	CAL	FAT	CARB	PRO
			g	g	g
			g	g	g
			g	g	g
	DINNER	CAL	FAT	CARB	PRO
			g	g	g
			g	g	g
			g	g	g
			g	g	g
			g	g	g
	SNACK	CAL	FAT	CARB	PRO
			g	g	g
			g	g	g
			g	g	g

NOTES: TOTALS

WATER (8-12 oz. per serving)

Day 4 (Date:___/___/_____)

TIME	BREAKFAST	CAL	FAT	CARB	PRO
			g	g	g
			g	g	g
			g	g	g
			g	g	g
	SNACK	CAL	FAT	CARB	PRO
			g	g	g
			g	g	g
			g	g	g
	LUNCH	CAL	FAT	CARB	PRO
			g	g	g
			g	g	g
			g	g	g
			g	g	g
			g	g	g
	SNACK	CAL	FAT	CARB	PRO
			g	g	g
			g	g	g
			g	g	g
	DINNER	CAL	FAT	CARB	PRO
			g	g	g
			g	g	g
			g	g	g
			g	g	g
			g	g	g
	SNACK	CAL	FAT	CARB	PRO
			g	g	g
			g	g	g
			g	g	g

NOTES: TOTALS

WATER (8-12 oz. per serving)

Day 5 (Date:___/___/_____)

TIME	BREAKFAST	CAL	FAT	CARB	PRO
			g	g	g
			g	g	g
			g	g	g
			g	g	g
	SNACK	CAL	FAT	CARB	PRO
			g	g	g
			g	g	g
			g	g	g
	LUNCH	CAL	FAT	CARB	PRO
			g	g	g
			g	g	g
			g	g	g
			g	g	g
			g	g	g
	SNACK	CAL	FAT	CARB	PRO
			g	g	g
			g	g	g
			g	g	g
	DINNER	CAL	FAT	CARB	PRO
			g	g	g
			g	g	g
			g	g	g
			g	g	g
			g	g	g
	SNACK	CAL	FAT	CARB	PRO
			g	g	g
			g	g	g
			g	g	g

NOTES:

TOTALS

WATER (8-12 oz. per serving)

Day 6 (Date:___/___/_____)

TIME	BREAKFAST	CAL	FAT	CARB	PRO
			g	g	g
			g	g	g
			g	g	g
			g	g	g
	SNACK	CAL	FAT	CARB	PRO
			g	g	g
			g	g	g
			g	g	g
	LUNCH	CAL	FAT	CARB	PRO
			g	g	g
			g	g	g
			g	g	g
			g	g	g
			g	g	g
	SNACK	CAL	FAT	CARB	PRO
			g	g	g
			g	g	g
			g	g	g
	DINNER	CAL	FAT	CARB	PRO
			g	g	g
			g	g	g
			g	g	g
			g	g	g
			g	g	g
	SNACK	CAL	FAT	CARB	PRO
			g	g	g
			g	g	g
			g	g	g
NOTES:		TOTALS			

WATER (8-12 oz. per serving)

Day 7 (Date:___/___/_____)

TIME	BREAKFAST		CAL	FAT	CARB	PRO
				g	g	g
				g	g	g
				g	g	g
				g	g	g
	SNACK		CAL	FAT	CARB	PRO
				g	g	g
				g	g	g
				g	g	g
	LUNCH		CAL	FAT	CARB	PRO
				g	g	g
				g	g	g
				g	g	g
				g	g	g
				g	g	g
	SNACK		CAL	FAT	CARB	PRO
				g	g	g
				g	g	g
				g	g	g
	DINNER		CAL	FAT	CARB	PRO
				g	g	g
				g	g	g
				g	g	g
				g	g	g
				g	g	g
	SNACK		CAL	FAT	CARB	PRO
				g	g	g
				g	g	g
				g	g	g

NOTES:

TOTALS

WATER (8-12 oz. per serving)

Day 8 (Date:___/___/_____)

TIME	BREAKFAST	CAL	FAT	CARB	PRO
			g	g	g
			g	g	g
			g	g	g
			g	g	g
	SNACK	CAL	FAT	CARB	PRO
			g	g	g
			g	g	g
			g	g	g
	LUNCH	CAL	FAT	CARB	PRO
			g	g	g
			g	g	g
			g	g	g
			g	g	g
			g	g	g
	SNACK	CAL	FAT	CARB	PRO
			g	g	g
			g	g	g
			g	g	g
	DINNER	CAL	FAT	CARB	PRO
			g	g	g
			g	g	g
			g	g	g
			g	g	g
			g	g	g
	SNACK	CAL	FAT	CARB	PRO
			g	g	g
			g	g	g
			g	g	g

NOTES: TOTALS

WATER (8-12 oz. per serving)

Day 9 (Date:___/___/_____)

TIME	BREAKFAST	CAL	FAT	CARB	PRO
			g	g	g
			g	g	g
			g	g	g
			g	g	g
	SNACK	CAL	FAT	CARB	PRO
			g	g	g
			g	g	g
			g	g	g
	LUNCH	CAL	FAT	CARB	PRO
			g	g	g
			g	g	g
			g	g	g
			g	g	g
			g	g	g
	SNACK	CAL	FAT	CARB	PRO
			g	g	g
			g	g	g
			g	g	g
	DINNER	CAL	FAT	CARB	PRO
			g	g	g
			g	g	g
			g	g	g
			g	g	g
			g	g	g
	SNACK	CAL	FAT	CARB	PRO
			g	g	g
			g	g	g
			g	g	g

NOTES:

TOTALS

WATER (8-12 oz. per serving)

Day 10 (Date:___/___/_____)

TIME	BREAKFAST	CAL	FAT	CARB	PRO
			g	g	g
			g	g	g
			g	g	g
			g	g	g
	SNACK	CAL	FAT	CARB	PRO
			g	g	g
			g	g	g
			g	g	g
	LUNCH	CAL	FAT	CARB	PRO
			g	g	g
			g	g	g
			g	g	g
			g	g	g
			g	g	g
	SNACK	CAL	FAT	CARB	PRO
			g	g	g
			g	g	g
			g	g	g
	DINNER	CAL	FAT	CARB	PRO
			g	g	g
			g	g	g
			g	g	g
			g	g	g
			g	g	g
	SNACK	CAL	FAT	CARB	PRO
			g	g	g
			g	g	g
			g	g	g

NOTES:

TOTALS

WATER (8-12 oz. per serving)

Day 11 (Date:___/___/_____)

TIME	BREAKFAST	CAL	FAT	CARB	PRO
			g	g	g
			g	g	g
			g	g	g
			g	g	g
	SNACK	CAL	FAT	CARB	PRO
			g	g	g
			g	g	g
			g	g	g
	LUNCH	CAL	FAT	CARB	PRO
			g	g	g
			g	g	g
			g	g	g
			g	g	g
			g	g	g
	SNACK	CAL	FAT	CARB	PRO
			g	g	g
			g	g	g
			g	g	g
	DINNER	CAL	FAT	CARB	PRO
			g	g	g
			g	g	g
			g	g	g
			g	g	g
			g	g	g
	SNACK	CAL	FAT	CARB	PRO
			g	g	g
			g	g	g
			g	g	g
NOTES:		TOTALS			

WATER (8-12 oz. per serving)

Day 12 (Date:___/___/_____)

TIME	BREAKFAST	CAL	FAT	CARB	PRO
			g	g	g
			g	g	g
			g	g	g
			g	g	g
	SNACK	CAL	FAT	CARB	PRO
			g	g	g
			g	g	g
			g	g	g
	LUNCH	CAL	FAT	CARB	PRO
			g	g	g
			g	g	g
			g	g	g
			g	g	g
			g	g	g
	SNACK	CAL	FAT	CARB	PRO
			g	g	g
			g	g	g
			g	g	g
	DINNER	CAL	FAT	CARB	PRO
			g	g	g
			g	g	g
			g	g	g
			g	g	g
			g	g	g
	SNACK	CAL	FAT	CARB	PRO
			g	g	g
			g	g	g
			g	g	g

NOTES: TOTALS

WATER (8-12 oz. per serving)

Day 13 (Date:___/___/_____)

TIME	BREAKFAST	CAL	FAT	CARB	PRO
			g	g	g
			g	g	g
			g	g	g
			g	g	g
	SNACK	CAL	FAT	CARB	PRO
			g	g	g
			g	g	g
			g	g	g
	LUNCH	CAL	FAT	CARB	PRO
			g	g	g
			g	g	g
			g	g	g
			g	g	g
			g	g	g
	SNACK	CAL	FAT	CARB	PRO
			g	g	g
			g	g	g
			g	g	g
	DINNER	CAL	FAT	CARB	PRO
			g	g	g
			g	g	g
			g	g	g
			g	g	g
			g	g	g
	SNACK	CAL	FAT	CARB	PRO
			g	g	g
			g	g	g
			g	g	g
NOTES:		TOTALS			

WATER (8-12 oz. per serving)

Day 14 (Date:___/___/_____)

TIME	BREAKFAST	CAL	FAT	CARB	PRO
			g	g	g
			g	g	g
			g	g	g
			g	g	g
	SNACK	CAL	FAT	CARB	PRO
			g	g	g
			g	g	g
			g	g	g
	LUNCH	CAL	FAT	CARB	PRO
			g	g	g
			g	g	g
			g	g	g
			g	g	g
			g	g	g
	SNACK	CAL	FAT	CARB	PRO
			g	g	g
			g	g	g
			g	g	g
	DINNER	CAL	FAT	CARB	PRO
			g	g	g
			g	g	g
			g	g	g
			g	g	g
			g	g	g
	SNACK	CAL	FAT	CARB	PRO
			g	g	g
			g	g	g
			g	g	g

NOTES: TOTALS

WATER (8-12 oz. per serving)

Day 15 (Date:___/___/_____)

TIME	BREAKFAST	CAL	FAT	CARB	PRO
			g	g	g
			g	g	g
			g	g	g
			g	g	g
	SNACK	CAL	FAT	CARB	PRO
			g	g	g
			g	g	g
			g	g	g
	LUNCH	CAL	FAT	CARB	PRO
			g	g	g
			g	g	g
			g	g	g
			g	g	g
			g	g	g
	SNACK	CAL	FAT	CARB	PRO
			g	g	g
			g	g	g
			g	g	g
	DINNER	CAL	FAT	CARB	PRO
			g	g	g
			g	g	g
			g	g	g
			g	g	g
			g	g	g
	SNACK	CAL	FAT	CARB	PRO
			g	g	g
			g	g	g
			g	g	g

NOTES: TOTALS

WATER (8-12 oz. per serving)

Day 16 (Date:___/___/_____)

TIME	BREAKFAST	CAL	FAT	CARB	PRO
			g	g	g
			g	g	g
			g	g	g
			g	g	g
	SNACK	CAL	FAT	CARB	PRO
			g	g	g
			g	g	g
			g	g	g
	LUNCH	CAL	FAT	CARB	PRO
			g	g	g
			g	g	g
			g	g	g
			g	g	g
			g	g	g
	SNACK	CAL	FAT	CARB	PRO
			g	g	g
			g	g	g
			g	g	g
	DINNER	CAL	FAT	CARB	PRO
			g	g	g
			g	g	g
			g	g	g
			g	g	g
			g	g	g
	SNACK	CAL	FAT	CARB	PRO
			g	g	g
			g	g	g
			g	g	g

NOTES: TOTALS

WATER (8-12 oz. per serving)

Day 17 (Date:___/___/_____)

TIME	BREAKFAST	CAL	FAT	CARB	PRO
			g	g	g
			g	g	g
			g	g	g
			g	g	g
	SNACK	CAL	FAT	CARB	PRO
			g	g	g
			g	g	g
			g	g	g
	LUNCH	CAL	FAT	CARB	PRO
			g	g	g
			g	g	g
			g	g	g
			g	g	g
			g	g	g
	SNACK	CAL	FAT	CARB	PRO
			g	g	g
			g	g	g
			g	g	g
	DINNER	CAL	FAT	CARB	PRO
			g	g	g
			g	g	g
			g	g	g
			g	g	g
			g	g	g
	SNACK	CAL	FAT	CARB	PRO
			g	g	g
			g	g	g
			g	g	g
NOTES:		TOTALS			

WATER (8-12 oz. per serving)

Day 18 (Date:___/___/_____)

TIME	BREAKFAST	CAL	FAT	CARB	PRO
			g	g	g
			g	g	g
			g	g	g
			g	g	g
	SNACK	CAL	FAT	CARB	PRO
			g	g	g
			g	g	g
			g	g	g
	LUNCH	CAL	FAT	CARB	PRO
			g	g	g
			g	g	g
			g	g	g
			g	g	g
			g	g	g
	SNACK	CAL	FAT	CARB	PRO
			g	g	g
			g	g	g
			g	g	g
	DINNER	CAL	FAT	CARB	PRO
			g	g	g
			g	g	g
			g	g	g
			g	g	g
			g	g	g
	SNACK	CAL	FAT	CARB	PRO
			g	g	g
			g	g	g
			g	g	g

NOTES:

TOTALS

WATER (8-12 oz. per serving)

Day 19 (Date:___/___/_____)

TIME	BREAKFAST	CAL	FAT	CARB	PRO
			g	g	g
			g	g	g
			g	g	g
			g	g	g
	SNACK	CAL	FAT	CARB	PRO
			g	g	g
			g	g	g
			g	g	g
	LUNCH	CAL	FAT	CARB	PRO
			g	g	g
			g	g	g
			g	g	g
			g	g	g
			g	g	g
	SNACK	CAL	FAT	CARB	PRO
			g	g	g
			g	g	g
			g	g	g
	DINNER	CAL	FAT	CARB	PRO
			g	g	g
			g	g	g
			g	g	g
			g	g	g
			g	g	g
	SNACK	CAL	FAT	CARB	PRO
			g	g	g
			g	g	g
			g	g	g

NOTES: TOTALS

WATER (8-12 oz. per serving)

Day 20 (Date:___/___/_____)

TIME	BREAKFAST	CAL	FAT	CARB	PRO
			g	g	g
			g	g	g
			g	g	g
			g	g	g
	SNACK	CAL	FAT	CARB	PRO
			g	g	g
			g	g	g
			g	g	g
	LUNCH	CAL	FAT	CARB	PRO
			g	g	g
			g	g	g
			g	g	g
			g	g	g
			g	g	g
	SNACK	CAL	FAT	CARB	PRO
			g	g	g
			g	g	g
			g	g	g
	DINNER	CAL	FAT	CARB	PRO
			g	g	g
			g	g	g
			g	g	g
			g	g	g
			g	g	g
	SNACK	CAL	FAT	CARB	PRO
			g	g	g
			g	g	g
			g	g	g

NOTES:

TOTALS

WATER (8-12 oz. per serving)

Day 21 (Date:___/___/_____)

TIME	BREAKFAST	CAL	FAT	CARB	PRO
			g	g	g
			g	g	g
			g	g	g
			g	g	g
	SNACK	CAL	FAT	CARB	PRO
			g	g	g
			g	g	g
			g	g	g
	LUNCH	CAL	FAT	CARB	PRO
			g	g	g
			g	g	g
			g	g	g
			g	g	g
			g	g	g
	SNACK	CAL	FAT	CARB	PRO
			g	g	g
			g	g	g
			g	g	g
	DINNER	CAL	FAT	CARB	PRO
			g	g	g
			g	g	g
			g	g	g
			g	g	g
			g	g	g
	SNACK	CAL	FAT	CARB	PRO
			g	g	g
			g	g	g
			g	g	g

NOTES: TOTALS

WATER (8-12 oz. per serving)

Day 22 (Date:___/___/_____)

TIME	BREAKFAST	CAL	FAT	CARB	PRO
			⸸	⸸	⸸
			g	g	g
			g	g	g
			g	g	g
	SNACK	CAL	FAT	CARB	PRO
			g	g	g
			g	g	g
			g	g	g
	LUNCH	CAL	FAT	CARB	PRO
			g	g	g
			g	g	g
			g	g	g
			g	g	g
			g	g	g
	SNACK	CAL	FAT	CARB	PRO
			g	g	g
			g	g	g
			g	g	g
	DINNER	CAL	FAT	CARB	PRO
			g	g	g
			g	g	g
			g	g	g
			g	g	g
			g	g	g
	SNACK	CAL	FAT	CARB	PRO
			g	g	g
			g	g	g
			g	g	g
NOTES:		TOTALS			

WATER (8-12 oz. per serving)

Day 23 (Date:___/___/_____)

TIME	BREAKFAST	CAL	FAT	CARB	PRO
			g	g	g
			g	g	g
			g	g	g
			g	g	g
	SNACK	CAL	FAT	CARB	PRO
			g	g	g
			g	g	g
			g	g	g
	LUNCH	CAL	FAT	CARB	PRO
			g	g	g
			g	g	g
			g	g	g
			g	g	g
			g	g	g
	SNACK	CAL	FAT	CARB	PRO
			g	g	g
			g	g	g
			g	g	g
	DINNER	CAL	FAT	CARB	PRO
			g	g	g
			g	g	g
			g	g	g
			g	g	g
			g	g	g
	SNACK	CAL	FAT	CARB	PRO
			g	g	g
			g	g	g
			g	g	g

NOTES:

TOTALS

WATER (8-12 oz. per serving)

Day 24 (Date:___/___/_____)

TIME	BREAKFAST	CAL.	FAT	CARB	PRO
			g	g	g
			g	g	g
			g	g	g
			g	g	g
	SNACK	CAL	FAT	CARB	PRO
			g	g	g
			g	g	g
			g	g	g
	LUNCH	CAL	FAT	CARB	PRO
			g	g	g
			g	g	g
			g	g	g
			g	g	g
			g	g	g
	SNACK	CAL	FAT	CARB	PRO
			g	g	g
			g	g	g
			g	g	g
	DINNER	CAL	FAT	CARB	PRO
			g	g	g
			g	g	g
			g	g	g
			g	g	g
			g	g	g
	SNACK	CAL	FAT	CARB	PRO
			g	g	g
			g	g	g
			g	g	g
NOTES:		TOTALS			

WATER (8-12 oz. per serving)

Day 25 (Date:___/___/_____)

TIME	BREAKFAST	CAL	FAT	CARB	PRO
			g	g	g
			g	g	g
			g	g	g
			g	g	g
	SNACK	CAL	FAT	CARB	PRO
			g	g	g
			g	g	g
			g	g	g
	LUNCH	CAL	FAT	CARB	PRO
			g	g	g
			g	g	g
			g	g	g
			g	g	g
			g	g	g
	SNACK	CAL	FAT	CARB	PRO
			g	g	g
			g	g	g
			g	g	g
	DINNER	CAL	FAT	CARB	PRO
			g	g	g
			g	g	g
			g	g	g
			g	g	g
			g	g	g
	SNACK	CAL	FAT	CARB	PRO
			g	g	g
			g	g	g
			g	g	g

NOTES:

TOTALS

WATER (8-12 oz. per serving)

Day 26 (Date:___/___/_____)

TIME	BREAKFAST	CAL	FAT	CARB	PRO
			g	g	g
			g	g	g
			g	g	g
			g	g	g
	SNACK	CAL	FAT	CARB	PRO
			g	g	g
			g	g	g
			g	g	g
	LUNCH	CAL	FAT	CARB	PRO
			g	g	g
			g	g	g
			g	g	g
			g	g	g
			g	g	g
	SNACK	CAL	FAT	CARB	PRO
			g	g	g
			g	g	g
			g	g	g
	DINNER	CAL	FAT	CARB	PRO
			g	g	g
			g	g	g
			g	g	g
			g	g	g
			g	g	g
	SNACK	CAL	FAT	CARB	PRO
			g	g	g
			g	g	g
			g	g	g

NOTES: TOTALS

WATER (8-12 oz. per serving)

Day 27 (Date:___/___/_____)

TIME	BREAKFAST	CAL	FAT	CARB	PRO
			g	g	g
			g	g	g
			g	g	g
			g	g	g
	SNACK	CAL	FAT	CARB	PRO
			g	g	g
			g	g	g
			g	g	g
	LUNCH	CAL	FAT	CARB	PRO
			g	g	g
			g	g	g
			g	g	g
			g	g	g
			g	g	g
	SNACK	CAL	FAT	CARB	PRO
			g	g	g
			g	g	g
			g	g	g
	DINNER	CAL	FAT	CARB	PRO
			g	g	g
			g	g	g
			g	g	g
			g	g	g
			g	g	g
	SNACK	CAL	FAT	CARB	PRO
			g	g	g
			g	g	g
			g	g	g

NOTES:

TOTALS

WATER (8-12 oz. per serving)

Day 28 (Date:___/___/_____)

TIME	BREAKFAST	CAL	FAT	CARB	PRO
			g	g	g
			g	g	g
			g	g	g
			g	g	g
	SNACK	CAL	FAT	CARB	PRO
			g	g	g
			g	g	g
			g	g	g
	LUNCH	CAL	FAT	CARB	PRO
			g	g	g
			g	g	g
			g	g	g
			g	g	g
			g	g	g
	SNACK	CAL	FAT	CARB	PRO
			g	g	g
			g	g	g
			g	g	g
	DINNER	CAL	FAT	CARB	PRO
			g	g	g
			g	g	g
			g	g	g
			g	g	g
			g	g	g
	SNACK	CAL	FAT	CARB	PRO
			g	g	g
			g	g	g
			g	g	g

NOTES: TOTALS

WATER (8-12 oz. per serving)

Day 29 (Date:___/___/_____)

TIME	BREAKFAST	CAL	FAT	CARB	PRO
			g	g	g
			g	g	g
			g	g	g
			g	g	g
	SNACK	CAL	FAT	CARB	PRO
			g	g	g
			g	g	g
			g	g	g
	LUNCH	CAL	FAT	CARB	PRO
			g	g	g
			g	g	g
			g	g	g
			g	g	g
			g	g	g
	SNACK	CAL	FAT	CARB	PRO
			g	g	g
			g	g	g
			g	g	g
	DINNER	CAL	FAT	CARB	PRO
			g	g	g
			g	g	g
			g	g	g
			g	g	g
			g	g	g
	SNACK	CAL	FAT	CARB	PRO
			g	g	g
			g	g	g
			g	g	g
NOTES:		TOTALS			

WATER (8-12 oz. per serving)

Day 30 (Date:___/___/_____)

TIME	BREAKFAST		CAL	FAT	CARB	PRO
				g	g	g
				g	g	g
				g	g	g
				g	g	g
	SNACK		**CAL**	**FAT**	**CARB**	**PRO**
				g	g	g
				g	g	g
				g	g	g
	LUNCH		**CAL**	**FAT**	**CARB**	**PRO**
				g	g	g
				g	g	g
				g	g	g
				g	g	g
				g	g	g
	SNACK		**CAL**	**FAT**	**CARB**	**PRO**
				g	g	g
				g	g	g
				g	g	g
	DINNER		**CAL**	**FAT**	**CARB**	**PRO**
				g	g	g
				g	g	g
				g	g	g
				g	g	g
				g	g	g
	SNACK		**CAL**	**FAT**	**CARB**	**PRO**
				g	g	g
				g	g	g
				g	g	g
NOTES:		TOTALS				

WATER (8-12 oz. per serving)

Day 31 (Date:___/___/_____)

TIME	BREAKFAST	CAL	FAT	CARB	PRO
			g	g	g
			g	g	g
			g	g	g
			g	g	g
	SNACK	CAL	FAT	CARB	PRO
			g	g	g
			g	g	g
			g	g	g
	LUNCH	CAL	FAT	CARB	PRO
			g	g	g
			g	g	g
			g	g	g
			g	g	g
			g	g	g
	SNACK	CAL	FAT	CARB	PRO
			g	g	g
			g	g	g
			g	g	g
	DINNER	CAL	FAT	CARB	PRO
			g	g	g
			g	g	g
			g	g	g
			g	g	g
			g	g	g
	SNACK	CAL	FAT	CARB	PRO
			g	g	g
			g	g	g
			g	g	g
NOTES:		TOTALS			

WATER (8-12 oz. per serving)

Day 32 (Date:___/___/_____)

TIME	BREAKFAST	CAL	FAT	CARB	PRO
			g	g	g
			g	g	g
			g	g	g
			g	g	g
	SNACK	CAL	FAT	CARB	PRO
			g	g	g
			g	g	g
			g	g	g
	LUNCH	CAL	FAT	CARB	PRO
			g	g	g
			g	g	g
			g	g	g
			g	g	g
			g	g	g
	SNACK	CAL	FAT	CARB	PRO
			g	g	g
			g	g	g
			g	g	g
	DINNER	CAL	FAT	CARB	PRO
			g	g	g
			g	g	g
			g	g	g
			g	g	g
			g	g	g
	SNACK	CAL	FAT	CARB	PRO
			g	g	g
			g	g	g
			g	g	g
NOTES:		TOTALS			

WATER (8-12 oz. per serving)

Day 33 (Date:___/___/_____)

TIME	BREAKFAST	CAL	FAT	CARB	PRO
			g	g	g
			g	g	g
			g	g	g
			g	g	g
	SNACK	CAL	FAT	CARB	PRO
			g	g	g
			g	g	g
			g	g	g
	LUNCH	CAL	FAT	CARB	PRO
			g	g	g
			g	g	g
			g	g	g
			g	g	g
			g	g	g
	SNACK	CAL	FAT	CARB	PRO
			g	g	g
			g	g	g
			g	g	g
	DINNER	CAL	FAT	CARB	PRO
			g	g	g
			g	g	g
			g	g	g
			g	g	g
			g	g	g
	SNACK	CAL	FAT	CARB	PRO
			g	g	g
			g	g	g
			g	g	g
NOTES:	TOTALS				

WATER (8-12 oz. per serving)

Day 34 (Date:___/___/_____)

TIME	BREAKFAST	CAL	FAT	CARB	PRO
			g	g	g
			g	g	g
			g	g	g
			g	g	g
	SNACK	CAL	FAT	CARB	PRO
			g	g	g
			g	g	g
			g	g	g
	LUNCH	CAL	FAT	CARB	PRO
			g	g	g
			g	g	g
			g	g	g
			g	g	g
			g	g	g
	SNACK	CAL	FAT	CARB	PRO
			g	g	g
			g	g	g
			g	g	g
	DINNER	CAL	FAT	CARB	PRO
			g	g	g
			g	g	g
			g	g	g
			g	g	g
			g	g	g
	SNACK	CAL	FAT	CARB	PRO
			g	g	g
			g	g	g
			g	g	g

NOTES: TOTALS

WATER (8-12 oz. per serving)

Day 35 (Date:___/___/_____)

TIME	BREAKFAST	CAL	FAT	CARB	PRO
			g	g	g
			g	g	g
			g	g	g
			g	g	g
	SNACK	**CAL**	**FAT**	**CARB**	**PRO**
			g	g	g
			g	g	g
			g	g	g
	LUNCH	**CAL**	**FAT**	**CARB**	**PRO**
			g	g	g
			g	g	g
			g	g	g
			g	g	g
			g	g	g
	SNACK	**CAL**	**FAT**	**CARB**	**PRO**
			g	g	g
			g	g	g
			g	g	g
	DINNER	**CAL**	**FAT**	**CARB**	**PRO**
			g	g	g
			g	g	g
			g	g	g
			g	g	g
			g	g	g
	SNACK	**CAL**	**FAT**	**CARB**	**PRO**
			g	g	g
			g	g	g
			g	g	g

NOTES: TOTALS

WATER (8-12 oz. per serving)

Day 36 (Date:___/___/_____)

TIME	BREAKFAST	CAL	FAT	CARB	PRO
			g	g	g
			g	g	g
			g	g	g
			g	g	g
	SNACK	CAL	FAT	CARB	PRO
			g	g	g
			g	g	g
			g	g	g
	LUNCH	CAL	FAT	CARB	PRO
			g	g	g
			g	g	g
			g	g	g
			g	g	g
			g	g	g
	SNACK	CAL	FAT	CARB	PRO
			g	g	g
			g	g	g
			g	g	g
	DINNER	CAL	FAT	CARB	PRO
			g	g	g
			g	g	g
			g	g	g
			g	g	g
			g	g	g
	SNACK	CAL	FAT	CARB	PRO
			g	g	g
			g	g	g
			g	g	g

NOTES: TOTALS

WATER (8-12 oz. per serving)

Day 37 (Date:___/___/_____)

TIME	BREAKFAST	CAL	FAT	CARB	PRO
			g	g	g
			g	g	g
			g	g	g
			g	g	g
	SNACK	CAL	FAT	CARB	PRO
			g	g	g
			g	g	g
			g	g	g
	LUNCH	CAL	FAT	CARB	PRO
			g	g	g
			g	g	g
			g	g	g
			g	g	g
			g	g	g
	SNACK	CAL	FAT	CARB	PRO
			g	g	g
			g	g	g
			g	g	g
	DINNER	CAL	FAT	CARB	PRO
			g	g	g
			g	g	g
			g	g	g
			g	g	g
			g	g	g
	SNACK	CAL	FAT	CARB	PRO
			g	g	g
			g	g	g
			g	g	g
NOTES:		TOTALS			

WATER (8-12 oz. per serving)

Day 38 (Date:___/___/_____)

TIME	BREAKFAST	CAL	FAT	CARB	PRO
			C	g	g
			g	g	g
			g	g	g
			g	g	g
	SNACK	CAL	FAT	CARB	PRO
			g	g	g
			g	g	g
			g	g	g
	LUNCH	CAL	FAT	CARB	PRO
			g	g	g
			g	g	g
			g	g	g
			g	g	g
			g	g	g
	SNACK	CAL	FAT	CARB	PRO
			g	g	g
			g	g	g
			g	g	g
	DINNER	CAL	FAT	CARB	PRO
			g	g	g
			g	g	g
			g	g	g
			g	g	g
			g	g	g
	SNACK	CAL	FAT	CARB	PRO
			g	g	g
			g	g	g
			g	g	g
NOTES:		TOTALS			

WATER (8-12 oz. per serving)

Day 39 (Date:___/___/_____)

TIME	BREAKFAST	CAL	FAT	CARB	PRO
			g	g	g
			g	g	g
			g	g	g
			g	g	g
	SNACK	CAL	FAT	CARB	PRO
			g	g	g
			g	g	g
			g	g	g
	LUNCH	CAL	FAT	CARB	PRO
			g	g	g
			g	g	g
			g	g	g
			g	g	g
			g	g	g
	SNACK	CAL	FAT	CARB	PRO
			g	g	g
			g	g	g
			g	g	g
	DINNER	CAL	FAT	CARB	PRO
			g	g	g
			g	g	g
			g	g	g
			g	g	g
			g	g	g
	SNACK	CAL	FAT	CARB	PRO
			g	g	g
			g	g	g
			g	g	g

NOTES: TOTALS

WATER (8-12 oz. per serving)

Day 40 (Date:___/___/_____)

TIME	BREAKFAST	CAL	FAT	CARB	PRO
			g	g	g
			g	g	g
			g	g	g
			g	g	g
	SNACK	CAL	FAT	CARB	PRO
			g	g	g
			g	g	g
			g	g	g
	LUNCH	CAL	FAT	CARB	PRO
			g	g	g
			g	g	g
			g	g	g
			g	g	g
			g	g	g
	SNACK	CAL	FAT	CARB	PRO
			g	g	g
			g	g	g
			g	g	g
	DINNER	CAL	FAT	CARB	PRO
			g	g	g
			g	g	g
			g	g	g
			g	g	g
			g	g	g
	SNACK	CAL	FAT	CARB	PRO
			g	g	g
			g	g	g
			g	g	g

NOTES: TOTALS

WATER (8-12 oz. per serving)

Day 41 (Date:___/___/_____)

TIME	BREAKFAST	CAL	FAT	CARB	PRO
			g	g	g
			g	g	g
			g	g	g
			g	g	g
	SNACK	CAL	FAT	CARB	PRO
			g	g	g
			g	g	g
			g	g	g
	LUNCH	CAL	FAT	CARB	PRO
			g	g	g
			g	g	g
			g	g	g
			g	g	g
			g	g	g
	SNACK	CAL	FAT	CARB	PRO
			g	g	g
			g	g	g
			g	g	g
	DINNER	CAL	FAT	CARB	PRO
			g	g	g
			g	g	g
			g	g	g
			g	g	g
			g	g	g
	SNACK	CAL	FAT	CARB	PRO
			g	g	g
			g	g	g
			g	g	g

NOTES: TOTALS

WATER (8-12 oz. per serving)

Day 42 (Date:___/___/_____)

TIME	BREAKFAST	CAL	FAT	CARB	PRO
			g	g	g
			g	g	g
			g	g	g
			g	g	g
	SNACK	CAL	FAT	CARB	PRO
			g	g	g
			g	g	g
			g	g	g
	LUNCH	CAL	FAT	CARB	PRO
			g	g	g
			g	g	g
			g	g	g
			g	g	g
			g	g	g
	SNACK	CAL	FAT	CARB	PRO
			g	g	g
			g	g	g
			g	g	g
	DINNER	CAL	FAT	CARB	PRO
			g	g	g
			g	g	g
			g	g	g
			g	g	g
			g	g	g
	SNACK	CAL	FAT	CARB	PRO
			g	g	g
			g	g	g
			g	g	g
NOTES:	TOTALS				

WATER (8-12 oz. per serving)

Day 43 (Date:___/___/_____)

TIME	BREAKFAST	CAL	FAT	CARB	PRO
			g	g	g
			g	g	g
			g	g	g
			g	g	g
	SNACK	CAL	FAT	CARB	PRO
			g	g	g
			g	g	g
			g	g	g
	LUNCH	CAL	FAT	CARB	PRO
			g	g	g
			g	g	g
			g	g	g
			g	g	g
			g	g	g
	SNACK	CAL	FAT	CARB	PRO
			g	g	g
			g	g	g
			g	g	g
	DINNER	CAL	FAT	CARB	PRO
			g	g	g
			g	g	g
			g	g	g
			g	g	g
			g	g	g
	SNACK	CAL	FAT	CARB	PRO
			g	g	g
			g	g	g
			g	g	g

NOTES: TOTALS

WATER (8-12 oz. per serving)

Day 44 (Date:___/___/_____)

TIME	BREAKFAST	CAL	FAT	CARB	PRO
			g	g	g
			g	g	g
			g	g	g
			g	g	g
	SNACK	CAL	FAT	CARB	PRO
			g	g	g
			g	g	g
			g	g	g
	LUNCH	CAL	FAT	CARB	PRO
			g	g	g
			g	g	g
			g	g	g
			g	g	g
			g	g	g
	SNACK	CAL	FAT	CARB	PRO
			g	g	g
			g	g	g
			g	g	g
	DINNER	CAL	FAT	CARB	PRO
			g	g	g
			g	g	g
			g	g	g
			g	g	g
			g	g	g
	SNACK	CAL	FAT	CARB	PRO
			g	g	g
			g	g	g
			g	g	g

NOTES: TOTALS

WATER (8-12 oz. per serving)

Day 45 (Date:___/___/_____)

TIME	BREAKFAST		CAL	FAT	CARB	PRO
				g	g	g
				g	g	g
				g	g	g
				g	g	g
	SNACK		CAL	FAT	CARB	PRO
				g	g	g
				g	g	g
				g	g	g
	LUNCH		CAL	FAT	CARB	PRO
				g	g	g
				g	g	g
				g	g	g
				g	g	g
				g	g	g
	SNACK		CAL	FAT	CARB	PRO
				g	g	g
				g	g	g
				g	g	g
	DINNER		CAL	FAT	CARB	PRO
				g	g	g
				g	g	g
				g	g	g
				g	g	g
				g	g	g
	SNACK		CAL	FAT	CARB	PRO
				g	g	g
				g	g	g
				g	g	g

NOTES: TOTALS

WATER (8-12 oz. per serving)

Day 46 (Date:___/___/_____)

TIME	BREAKFAST	CAL	FAT	CARB	PRO
			g	g	g
			g	g	g
			g	g	g
			g	g	g
	SNACK	**CAL**	**FAT**	**CARB**	**PRO**
			g	g	g
			g	g	g
			g	g	g
	LUNCH	**CAL**	**FAT**	**CARB**	**PRO**
			g	g	g
			g	g	g
			g	g	g
			g	g	g
			g	g	g
	SNACK	**CAL**	**FAT**	**CARB**	**PRO**
			g	g	g
			g	g	g
			g	g	g
	DINNER	**CAL**	**FAT**	**CARB**	**PRO**
			g	g	g
			g	g	g
			g	g	g
			g	g	g
			g	g	g
	SNACK	**CAL**	**FAT**	**CARB**	**PRO**
			g	g	g
			g	g	g
			g	g	g

NOTES: TOTALS

WATER (8-12 oz. per serving)

Day 47 (Date:___/___/_____)

TIME	BREAKFAST		CAL	FAT	CARB	PRO
				g	g	g
				g	g	g
				g	g	g
				g	g	g
	SNACK		CAL	FAT	CARB	PRO
				g	g	g
				g	g	g
				g	g	g
	LUNCH		CAL	FAT	CARB	PRO
				g	g	g
				g	g	g
				g	g	g
				g	g	g
				g	g	g
	SNACK		CAL	FAT	CARB	PRO
				g	g	g
				g	g	g
				g	g	g
	DINNER		CAL	FAT	CARB	PRO
				g	g	g
				g	g	g
				g	g	g
				g	g	g
				g	g	g
	SNACK		CAL	FAT	CARB	PRO
				g	g	g
				g	g	g
				g	g	g
NOTES:		TOTALS				

WATER (8-12 oz. per serving)

Day 48 (Date:___/___/_____)

TIME	BREAKFAST	CAL	FAT	CARB	PRO
			g	g	g
			g	g	g
			g	g	g
			g	g	g
	SNACK	CAL	FAT	CARB	PRO
			g	g	g
			g	g	g
			g	g	g
	LUNCH	CAL	FAT	CARB	PRO
			g	g	g
			g	g	g
			g	g	g
			g	g	g
			g	g	g
	SNACK	CAL	FAT	CARB	PRO
			g	g	g
			g	g	g
			g	g	g
	DINNER	CAL	FAT	CARB	PRO
			g	g	g
			g	g	g
			g	g	g
			g	g	g
			g	g	g
	SNACK	CAL	FAT	CARB	PRO
			g	g	g
			g	g	g
			g	g	g

NOTES:

TOTALS

WATER (8-12 oz. per serving)

Day 49 (Date:___/___/_____)

TIME	BREAKFAST	CAL	FAT	CARB	PRO
			g	g	g
			g	g	g
			g	g	g
			g	g	g
	SNACK	**CAL**	**FAT**	**CARB**	**PRO**
			g	g	g
			g	g	g
			g	g	g
	LUNCH	**CAL**	**FAT**	**CARB**	**PRO**
			g	g	g
			g	g	g
			g	g	g
			g	g	g
			g	g	g
	SNACK	**CAL**	**FAT**	**CARB**	**PRO**
			g	g	g
			g	g	g
			g	g	g
	DINNER	**CAL**	**FAT**	**CARB**	**PRO**
			g	g	g
			g	g	g
			g	g	g
			g	g	g
			g	g	g
	SNACK	**CAL**	**FAT**	**CARB**	**PRO**
			g	g	g
			g	g	g
			g	g	g

NOTES: TOTALS

WATER (8-12 oz. per serving)

Day 50 (Date:___/___/_____)

TIME	BREAKFAST	CAL	FAT	CARB	PRO
			g	g	g
			g	g	g
			g	g	g
			g	g	g

TIME	SNACK	CAL	FAT	CARB	PRO
			g	g	g
			g	g	g
			g	g	g

TIME	LUNCH	CAL	FAT	CARB	PRO
			g	g	g
			g	g	g
			g	g	g
			g	g	g
			g	g	g

TIME	SNACK	CAL	FAT	CARB	PRO
			g	g	g
			g	g	g
			g	g	g

TIME	DINNER	CAL	FAT	CARB	PRO
			g	g	g
			g	g	g
			g	g	g
			g	g	g
			g	g	g

TIME	SNACK	CAL	FAT	CARB	PRO
			g	g	g
			g	g	g
			g	g	g

NOTES: TOTALS

WATER (8-12 oz. per serving)

Day 51 (Date:___/___/_____)

TIME	BREAKFAST	CAL	FAT	CARB	PRO
			g	g	g
			g	g	g
			g	g	g
			g	g	g
	SNACK	CAL	FAT	CARB	PRO
			g	g	g
			g	g	g
			g	g	g
	LUNCH	CAL	FAT	CARB	PRO
			g	g	g
			g	g	g
			g	g	g
			g	g	g
			g	g	g
	SNACK	CAL	FAT	CARB	PRO
			g	g	g
			g	g	g
			g	g	g
	DINNER	CAL	FAT	CARB	PRO
			g	g	g
			g	g	g
			g	g	g
			g	g	g
			g	g	g
	SNACK	CAL	FAT	CARB	PRO
			g	g	g
			g	g	g
			g	g	g

NOTES: TOTALS

WATER (8-12 oz. per serving)

Day 52 (Date:___/___/_____)

TIME	BREAKFAST	CAL	FAT	CARB	PRO
			g	g	g
			g	g	g
			g	g	g
			g	g	g
	SNACK	CAL	FAT	CARB	PRO
			g	g	g
			g	g	g
			g	g	g
	LUNCH	CAL	FAT	CARB	PRO
			g	g	g
			g	g	g
			g	g	g
			g	g	g
			g	g	g
	SNACK	CAL	FAT	CARB	PRO
			g	g	g
			g	g	g
			g	g	g
	DINNER	CAL	FAT	CARB	PRO
			g	g	g
			g	g	g
			g	g	g
			g	g	g
			g	g	g
	SNACK	CAL	FAT	CARB	PRO
			g	g	g
			g	g	g
			g	g	g

NOTES: TOTALS

WATER (8-12 oz. per serving)

Day 53 (Date:___/___/_____)

TIME	BREAKFAST	CAL	FAT	CARB	PRO
			g	g	g
			g	g	g
			g	g	g
			g	g	g
	SNACK	**CAL**	**FAT**	**CARB**	**PRO**
			g	g	g
			g	g	g
			g	g	g
	LUNCH	**CAL**	**FAT**	**CARB**	**PRO**
			g	g	g
			g	g	g
			g	g	g
			g	g	g
			g	g	g
	SNACK	**CAL**	**FAT**	**CARB**	**PRO**
			g	g	g
			g	g	g
			g	g	g
	DINNER	**CAL**	**FAT**	**CARB**	**PRO**
			g	g	g
			g	g	g
			g	g	g
			g	g	g
			g	g	g
	SNACK	**CAL**	**FAT**	**CARB**	**PRO**
			g	g	g
			g	g	g
			g	g	g

NOTES: TOTALS

WATER (8-12 oz. per serving)

Day 54 (Date:___/___/_____)

TIME	BREAKFAST	CAL	FAT	CARB	PRO
			g	g	g
			g	g	g
			g	g	g
			g	g	g
	SNACK	**CAL**	**FAT**	**CARB**	**PRO**
			g	g	g
			g	g	g
			g	g	g
	LUNCH	**CAL**	**FAT**	**CARB**	**PRO**
			g	g	g
			g	g	g
			g	g	g
			g	g	g
			g	g	g
	SNACK	**CAL**	**FAT**	**CARB**	**PRO**
			g	g	g
			g	g	g
			g	g	g
	DINNER	**CAL**	**FAT**	**CARB**	**PRO**
			g	g	g
			g	g	g
			g	g	g
			g	g	g
			g	g	g
	SNACK	**CAL**	**FAT**	**CARB**	**PRO**
			g	g	g
			g	g	g
			g	g	g

NOTES: TOTALS

WATER (8-12 oz. per serving)

Day 55 (Date:___/___/_____)

TIME	BREAKFAST	CAL	FAT	CARB	PRO
			g	g	g
			g	g	g
			g	g	g
			g	g	g
	SNACK	CAL	FAT	CARB	PRO
			g	g	g
			g	g	g
			g	g	g
	LUNCH	CAL	FAT	CARB	PRO
			g	g	g
			g	g	g
			g	g	g
			g	g	g
			g	g	g
	SNACK	CAL	FAT	CARB	PRO
			g	g	g
			g	g	g
			g	g	g
	DINNER	CAL	FAT	CARB	PRO
			g	g	g
			g	g	g
			g	g	g
			g	g	g
			g	g	g
	SNACK	CAL	FAT	CARB	PRO
			g	g	g
			g	g	g
			g	g	g

NOTES: TOTALS

WATER (8-12 oz. per serving)

Day 56 (Date:___/___/_____)

TIME	BREAKFAST	CAL	FAT	CARB	PRO
			g	g	g
			g	g	g
			g	g	g
			g	g	g
	SNACK	CAL	FAT	CARB	PRO
			g	g	g
			g	g	g
			g	g	g
	LUNCH	CAL	FAT	CARB	PRO
			g	g	g
			g	g	g
			g	g	g
			g	g	g
			g	g	g
	SNACK	CAL	FAT	CARB	PRO
			g	g	g
			g	g	g
			g	g	g
	DINNER	CAL	FAT	CARB	PRO
			g	g	g
			g	g	g
			g	g	g
			g	g	g
			g	g	g
	SNACK	CAL	FAT	CARB	PRO
			g	g	g
			g	g	g
			g	g	g

NOTES: TOTALS

WATER (8-12 oz. per serving)

Day 57 (Date:___/___/_____)

TIME	BREAKFAST	CAL	FAT	CARB	PRO
			g	g	g
			g	g	g
			g	g	g
			g	g	g
	SNACK	CAL	FAT	CARB	PRO
			g	g	g
			g	g	g
			g	g	g
	LUNCH	CAL	FAT	CARB	PRO
			g	g	g
			g	g	g
			g	g	g
			g	g	g
			g	g	g
	SNACK	CAL	FAT	CARB	PRO
			g	g	g
			g	g	g
			g	g	g
	DINNER	CAL	FAT	CARB	PRO
			g	g	g
			g	g	g
			g	g	g
			g	g	g
			g	g	g
	SNACK	CAL	FAT	CARB	PRO
			g	g	g
			g	g	g
			g	g	g

NOTES: TOTALS

WATER (8-12 oz. per serving)

Day 58 (Date:___/___/_____)

TIME	BREAKFAST	CAL	FAT	CARB	PRO
			g	g	g
			g	g	g
			g	g	g
			g	g	g
	SNACK	CAL	FAT	CARB	PRO
			g	g	g
			g	g	g
			g	g	g
	LUNCH	CAL	FAT	CARB	PRO
			g	g	g
			g	g	g
			g	g	g
			g	g	g
			g	g	g
	SNACK	CAL	FAT	CARB	PRO
			g	g	g
			g	g	g
			g	g	g
	DINNER	CAL	FAT	CARB	PRO
			g	g	g
			g	g	g
			g	g	g
			g	g	g
			g	g	g
	SNACK	CAL	FAT	CARB	PRO
			g	g	g
			g	g	g
			g	g	g

NOTES:

TOTALS

WATER (8-12 oz. per serving)

Day 59 (Date:___/___/_____)

TIME	BREAKFAST	CAL	FAT	CARB	PRO
			g	g	g
			g	g	g
			g	g	g
			g	g	g
	SNACK	CAL	FAT	CARB	PRO
			g	g	g
			g	g	g
			g	g	g
	LUNCH	CAL	FAT	CARB	PRO
			g	g	g
			g	g	g
			g	g	g
			g	g	g
			g	g	g
	SNACK	CAL	FAT	CARB	PRO
			g	g	g
			g	g	g
			g	g	g
	DINNER	CAL	FAT	CARB	PRO
			g	g	g
			g	g	g
			g	g	g
			g	g	g
			g	g	g
	SNACK	CAL	FAT	CARB	PRO
			g	g	g
			g	g	g
			g	g	g

NOTES: TOTALS

WATER (8-12 oz. per serving)

Day 60 (Date:___/___/_____)

TIME	BREAKFAST	CAL	FAT	CARB	PRO
			g	g	g
			g	g	g
			g	g	g
			g	g	g
	SNACK	CAL	FAT	CARB	PRO
			g	g	g
			g	g	g
			g	g	g
	LUNCH	CAL	FAT	CARB	PRO
			g	g	g
			g	g	g
			g	g	g
			g	g	g
			g	g	g
	SNACK	CAL	FAT	CARB	PRO
			g	g	g
			g	g	g
			g	g	g
	DINNER	CAL	FAT	CARB	PRO
			g	g	g
			g	g	g
			g	g	g
			g	g	g
			g	g	g
	SNACK	CAL	FAT	CARB	PRO
			g	g	g
			g	g	g
			g	g	g

NOTES:

TOTALS

WATER (8-12 oz. per serving)

Day 61 (Date:___/___/_____)

TIME	BREAKFAST	CAL	FAT	CARB	PRO
			g	g	g
			g	g	g
			g	g	g
			g	g	g
	SNACK	CAL	FAT	CARB	PRO
			g	g	g
			g	g	g
			g	g	g
	LUNCH	CAL	FAT	CARB	PRO
			g	g	g
			g	g	g
			g	g	g
			g	g	g
			g	g	g
	SNACK	CAL	FAT	CARB	PRO
			g	g	g
			g	g	g
			g	g	g
	DINNER	CAL	FAT	CARB	PRO
			g	g	g
			g	g	g
			g	g	g
			g	g	g
			g	g	g
	SNACK	CAL	FAT	CARB	PRO
			g	g	g
			g	g	g
			g	g	g

NOTES: TOTALS

WATER (8-12 oz. per serving)

Day 62 (Date:___/___/_____)

TIME	BREAKFAST	CAL	FAT	CARB	PRO
			g	g	g
			g	g	g
			g	g	g
			g	g	g
	SNACK	CAL	FAT	CARB	PRO
			g	g	g
			g	g	g
			g	g	g
	LUNCH	CAL	FAT	CARB	PRO
			g	g	g
			g	g	g
			g	g	g
			g	g	g
			g	g	g
	SNACK	CAL	FAT	CARB	PRO
			g	g	g
			g	g	g
			g	g	g
	DINNER	CAL	FAT	CARB	PRO
			g	g	g
			g	g	g
			g	g	g
			g	g	g
			g	g	g
	SNACK	CAL	FAT	CARB	PRO
			g	g	g
			g	g	g
			g	g	g

NOTES:

TOTALS

WATER (8-12 oz. per serving)

Day 63 (Date:___/___/_____)

TIME	BREAKFAST	CAL	FAT	CARB	PRO
			g	g	g
			g	g	g
			g	g	g
			g	g	g
	SNACK	CAL	FAT	CARB	PRO
			g	g	g
			g	g	g
			g	g	g
	LUNCH	CAL	FAT	CARB	PRO
			g	g	g
			g	g	g
			g	g	g
			g	g	g
			g	g	g
	SNACK	CAL	FAT	CARB	PRO
			g	g	g
			g	g	g
			g	g	g
	DINNER	CAL	FAT	CARB	PRO
			g	g	g
			g	g	g
			g	g	g
			g	g	g
			g	g	g
	SNACK	CAL	FAT	CARB	PRO
			g	g	g
			g	g	g
			g	g	g
NOTES:		TOTALS			

WATER (8-12 oz. per serving)

Day 64 (Date:___/___/_____)

TIME	BREAKFAST	CAL	FAT	CARB	PRO
			g	g	g
			g	g	g
			g	g	g
			g	g	g
	SNACK	**CAL**	**FAT**	**CARB**	**PRO**
			g	g	g
			g	g	g
			g	g	g
	LUNCH	**CAL**	**FAT**	**CARB**	**PRO**
			g	g	g
			g	g	g
			g	g	g
			g	g	g
			g	g	g
	SNACK	**CAL**	**FAT**	**CARB**	**PRO**
			g	g	g
			g	g	g
			g	g	g
	DINNER	**CAL**	**FAT**	**CARB**	**PRO**
			g	g	g
			g	g	g
			g	g	g
			g	g	g
			g	g	g
	SNACK	**CAL**	**FAT**	**CARB**	**PRO**
			g	g	g
			g	g	g
			g	g	g

NOTES: TOTALS

WATER (8-12 oz. per serving)

Day 65 (Date:___/___/_____)

TIME	BREAKFAST	CAL	FAT	CARB	PRO
			g	g	g
			g	g	g
			g	g	g
			g	g	g
	SNACK	CAL	FAT	CARB	PRO
			g	g	g
			g	g	g
			g	g	g
	LUNCH	CAL	FAT	CARB	PRO
			g	g	g
			g	g	g
			g	g	g
			g	g	g
			g	g	g
	SNACK	CAL	FAT	CARB	PRO
			g	g	g
			g	g	g
			g	g	g
	DINNER	CAL	FAT	CARB	PRO
			g	g	g
			g	g	g
			g	g	g
			g	g	g
			g	g	g
	SNACK	CAL	FAT	CARB	PRO
			g	g	g
			g	g	g
			g	g	g

NOTES: TOTALS

WATER (8-12 oz. per serving)

Day 66 (Date:___/___/_____)

TIME	BREAKFAST	CAL	FAT	CARB	PRO
			g	g	g
			g	g	g
			g	g	g
			g	g	g
	SNACK	**CAL**	**FAT**	**CARB**	**PRO**
			g	g	g
			g	g	g
			g	g	g
	LUNCH	**CAL**	**FAT**	**CARB**	**PRO**
			g	g	g
			g	g	g
			g	g	g
			g	g	g
			g	g	g
	SNACK	**CAL**	**FAT**	**CARB**	**PRO**
			g	g	g
			g	g	g
			g	g	g
	DINNER	**CAL**	**FAT**	**CARB**	**PRO**
			g	g	g
			g	g	g
			g	g	g
			g	g	g
			g	g	g
	SNACK	**CAL**	**FAT**	**CARB**	**PRO**
			g	g	g
			g	g	g
			g	g	g

NOTES:

TOTALS

WATER (8-12 oz. per serving)

Day 67 (Date:___/___/_____)

TIME	BREAKFAST	CAL	FAT	CARB	PRO
			g	g	g
			g	g	g
			g	g	g
			g	g	g
	SNACK	CAL	FAT	CARB	PRO
			g	g	g
			g	g	g
			g	g	g
	LUNCH	CAL	FAT	CARB	PRO
			g	g	g
			g	g	g
			g	g	g
			g	g	g
			g	g	g
	SNACK	CAL	FAT	CARB	PRO
			g	g	g
			g	g	g
			g	g	g
	DINNER	CAL	FAT	CARB	PRO
			g	g	g
			g	g	g
			g	g	g
			g	g	g
			g	g	g
	SNACK	CAL	FAT	CARB	PRO
			g	g	g
			g	g	g
			g	g	g

NOTES: TOTALS

WATER (8-12 oz. per serving)

Day 68 (Date:___/___/_____)

TIME	BREAKFAST	CAL	FAT	CARB	PRO
			g	g	g
			g	g	g
			g	g	g
			g	g	g
	SNACK	CAL	FAT	CARB	PRO
			g	g	g
			g	g	g
			g	g	g
	LUNCH	CAL	FAT	CARB	PRO
			g	g	g
			g	g	g
			g	g	g
			g	g	g
			g	g	g
	SNACK	CAL	FAT	CARB	PRO
			g	g	g
			g	g	g
			g	g	g
	DINNER	CAL	FAT	CARB	PRO
			g	g	g
			g	g	g
			g	g	g
			g	g	g
			g	g	g
	SNACK	CAL	FAT	CARB	PRO
			g	g	g
			g	g	g
			g	g	g

NOTES: TOTALS

WATER (8-12 oz. per serving)

Day 69 (Date:___/___/_____)

TIME	BREAKFAST	CAL	FAT	CARB	PRO
			g	g	g
			g	g	g
			g	g	g
			g	g	g
	SNACK	CAL	FAT	CARB	PRO
			g	g	g
			g	g	g
			g	g	g
	LUNCH	CAL	FAT	CARB	PRO
			g	g	g
			g	g	g
			g	g	g
			g	g	g
			g	g	g
	SNACK	CAL	FAT	CARB	PRO
			g	g	g
			g	g	g
			g	g	g
	DINNER	CAL	FAT	CARB	PRO
			g	g	g
			g	g	g
			g	g	g
			g	g	g
			g	g	g
	SNACK	CAL	FAT	CARB	PRO
			g	g	g
			g	g	g
			g	g	g

NOTES: TOTALS

WATER (8-12 oz. per serving)

Day 70 (Date:___/___/_____)

TIME	BREAKFAST	CAL	FAT	CARB	PRO
			g	g	g
			g	g	g
			g	g	g
			g	g	g
	SNACK	CAL	FAT	CARB	PRO
			g	g	g
			g	g	g
			g	g	g
	LUNCH	CAL	FAT	CARB	PRO
			g	g	g
			g	g	g
			g	g	g
			g	g	g
			g	g	g
	SNACK	CAL	FAT	CARB	PRO
			g	g	g
			g	g	g
			g	g	g
	DINNER	CAL	FAT	CARB	PRO
			g	g	g
			g	g	g
			g	g	g
			g	g	g
			g	g	g
	SNACK	CAL	FAT	CARB	PRO
			g	g	g
			g	g	g
			g	g	g

NOTES:

TOTALS

WATER (8-12 oz. per serving)

Day 71 (Date:___/___/_____)

TIME	BREAKFAST	CAL	FAT	CARB	PRO
			g	g	g
			g	g	g
			g	g	g
			g	g	g
	SNACK	CAL	FAT	CARB	PRO
			g	g	g
			g	g	g
			g	g	g
	LUNCH	CAL	FAT	CARB	PRO
			g	g	g
			g	g	g
			g	g	g
			g	g	g
			g	g	g
	SNACK	CAL	FAT	CARB	PRO
			g	g	g
			g	g	g
			g	g	g
	DINNER	CAL	FAT	CARB	PRO
			g	g	g
			g	g	g
			g	g	g
			g	g	g
			g	g	g
	SNACK	CAL	FAT	CARB	PRO
			g	g	g
			g	g	g
			g	g	g
NOTES:		TOTALS			

WATER (8-12 oz. per serving)

Day 72 (Date:___/___/_____)

TIME	BREAKFAST	CAL	FAT	CARB	PRO
			g	g	g
			g	g	g
			g	g	g
			g	g	g
	SNACK	CAL	FAT	CARB	PRO
			g	g	g
			g	g	g
			g	g	g
	LUNCH	CAL	FAT	CARB	PRO
			g	g	g
			g	g	g
			g	g	g
			g	g	g
			g	g	g
	SNACK	CAL	FAT	CARB	PRO
			g	g	g
			g	g	g
			g	g	g
	DINNER	CAL	FAT	CARB	PRO
			g	g	g
			g	g	g
			g	g	g
			g	g	g
			g	g	g
	SNACK	CAL	FAT	CARB	PRO
			g	g	g
			g	g	g
			g	g	g

NOTES: TOTALS

WATER (8-12 oz. per serving)

Day 73 (Date:___/___/_____)

TIME	BREAKFAST	CAL	FAT	CARB	PRO
			g	g	g
			g	g	g
			g	g	g
			g	g	g
	SNACK	CAL	FAT	CARB	PRO
			g	g	g
			g	g	g
			g	g	g
	LUNCH	CAL	FAT	CARB	PRO
			g	g	g
			g	g	g
			g	g	g
			g	g	g
			g	g	g
	SNACK	CAL	FAT	CARB	PRO
			g	g	g
			g	g	g
			g	g	g
	DINNER	CAL	FAT	CARB	PRO
			g	g	g
			g	g	g
			g	g	g
			g	g	g
			g	g	g
	SNACK	CAL	FAT	CARB	PRO
			g	g	g
			g	g	g
			g	g	g
NOTES:		TOTALS			

WATER (8-12 oz. per serving)

Day 74 (Date:___/___/_____)

TIME	BREAKFAST	CAL	FAT	CARB	PRO
			g	g	g
			g	g	g
			g	g	g
			g	g	g
	SNACK	**CAL**	**FAT**	**CARB**	**PRO**
			g	g	g
			g	g	g
			g	g	g
	LUNCH	**CAL**	**FAT**	**CARB**	**PRO**
			g	g	g
			g	g	g
			g	g	g
			g	g	g
			g	g	g
	SNACK	**CAL**	**FAT**	**CARB**	**PRO**
			g	g	g
			g	g	g
			g	g	g
	DINNER	**CAL**	**FAT**	**CARB**	**PRO**
			g	g	g
			g	g	g
			g	g	g
			g	g	g
			g	g	g
	SNACK	**CAL**	**FAT**	**CARB**	**PRO**
			g	g	g
			g	g	g
			g	g	g

NOTES: TOTALS

WATER (8-12 oz. per serving)

TIME	BREAKFAST	CAL	FAT	CARB	PRO
			g	g	g
			g	g	g
			g	g	g
			g	g	g
	SNACK	CAL	FAT	CARB	PRO
			g	g	g
			g	g	g
			g	g	g
	LUNCH	CAL	FAT	CARB	PRO
			g	g	g
			g	g	g
			g	g	g
			g	g	g
			g	g	g
	SNACK	CAL	FAT	CARB	PRO
			g	g	g
			g	g	g
			g	g	g
	DINNER	CAL	FAT	CARB	PRO
			g	g	g
			g	g	g
			g	g	g
			g	g	g
			g	g	g
	SNACK	CAL	FAT	CARB	PRO
			g	g	g
			g	g	g
			g	g	g
NOTES:		TOTALS			

WATER (8-12 oz. per serving)

Day 76 (Date:___/___/_____)

TIME	BREAKFAST	CAL	FAT	CARB	PRO
			g	g	g
			g	g	g
			g	g	g
			g	g	g

TIME	SNACK	CAL	FAT	CARB	PRO
			g	g	g
			g	g	g
			g	g	g

TIME	LUNCH	CAL	FAT	CARB	PRO
			g	g	g
			g	g	g
			g	g	g
			g	g	g
			g	g	g

TIME	SNACK	CAL	FAT	CARB	PRO
			g	g	g
			g	g	g
			g	g	g

TIME	DINNER	CAL	FAT	CARB	PRO
			g	g	g
			g	g	g
			g	g	g
			g	g	g
			g	g	g

TIME	SNACK	CAL	FAT	CARB	PRO
			g	g	g
			g	g	g
			g	g	g

NOTES: TOTALS

WATER (8-12 oz. per serving)

Day 77 (Date:___/___/_____)

TIME	BREAKFAST	CAL	FAT	CARB	PRO
			g	g	g
			g	g	g
			g	g	g
			g	g	g
	SNACK	**CAL**	**FAT**	**CARB**	**PRO**
			g	g	g
			g	g	g
			g	g	g
	LUNCH	**CAL**	**FAT**	**CARB**	**PRO**
			g	g	g
			g	g	g
			g	g	g
			g	g	g
			g	g	g
	SNACK	**CAL**	**FAT**	**CARB**	**PRO**
			g	g	g
			g	g	g
			g	g	g
	DINNER	**CAL**	**FAT**	**CARB**	**PRO**
			g	g	g
			g	g	g
			g	g	g
			g	g	g
			g	g	g
	SNACK	**CAL**	**FAT**	**CARB**	**PRO**
			g	g	g
			g	g	g
			g	g	g

NOTES: TOTALS

WATER (8-12 oz. per serving)

Day 78 (Date:___/___/_____)

TIME	BREAKFAST	CAL	FAT	CARB	PRO
			g	g	g
			g	g	g
			g	g	g
			g	g	g
	SNACK	CAL	FAT	CARB	PRO
			g	g	g
			g	g	g
			g	g	g
	LUNCH	CAL	FAT	CARB	PRO
			g	g	g
			g	g	g
			g	g	g
			g	g	g
			g	g	g
	SNACK	CAL	FAT	CARB	PRO
			g	g	g
			g	g	g
			g	g	g
	DINNER	CAL	FAT	CARB	PRO
			g	g	g
			g	g	g
			g	g	g
			g	g	g
			g	g	g
	SNACK	CAL	FAT	CARB	PRO
			g	g	g
			g	g	g
			g	g	g

NOTES:

TOTALS

WATER (8-12 oz. per serving)

Day 79 (Date:___/___/_____)

TIME	BREAKFAST	CAL	FAT	CARB	PRO
			g	g	g
			g	g	g
			g	g	g
			g	g	g
	SNACK	**CAL**	**FAT**	**CARB**	**PRO**
			g	g	g
			g	g	g
			g	g	g
	LUNCH	**CAL**	**FAT**	**CARB**	**PRO**
			g	g	g
			g	g	g
			g	g	g
			g	g	g
			g	g	g
	SNACK	**CAL**	**FAT**	**CARB**	**PRO**
			g	g	g
			g	g	g
			g	g	g
	DINNER	**CAL**	**FAT**	**CARB**	**PRO**
			g	g	g
			g	g	g
			g	g	g
			g	g	g
			g	g	g
	SNACK	**CAL**	**FAT**	**CARB**	**PRO**
			g	g	g
			g	g	g
			g	g	g

NOTES: TOTALS

WATER (8-12 oz. per serving)

Day 80 (Date:___/___/_____)

TIME	BREAKFAST	CAL	FAT	CARB	PRO
			g	g	g
			g	g	g
			g	g	g
			g	g	g
	SNACK	**CAL**	**FAT**	**CARB**	**PRO**
			g	g	g
			g	g	g
			g	g	g
	LUNCH	**CAL**	**FAT**	**CARB**	**PRO**
			g	g	g
			g	g	g
			g	g	g
			g	g	g
			g	g	g
	SNACK	**CAL**	**FAT**	**CARB**	**PRO**
			g	g	g
			g	g	g
			g	g	g
	DINNER	**CAL**	**FAT**	**CARB**	**PRO**
			g	g	g
			g	g	g
			g	g	g
			g	g	g
			g	g	g
	SNACK	**CAL**	**FAT**	**CARB**	**PRO**
			g	g	g
			g	g	g
			g	g	g

NOTES: TOTALS

WATER (8-12 oz. per serving)

TIME	BREAKFAST	CAL	FAT	CARB	PRO
			g	g	g
			g	g	g
			g	g	g
			g	g	g
	SNACK	CAL	FAT	CARB	PRO
			g	g	g
			g	g	g
			g	g	g
	LUNCH	CAL	FAT	CARB	PRO
			g	g	g
			g	g	g
			g	g	g
			g	g	g
			g	g	g
	SNACK	CAL	FAT	CARB	PRO
			g	g	g
			g	g	g
			g	g	g
	DINNER	CAL	FAT	CARB	PRO
			g	g	g
			g	g	g
			g	g	g
			g	g	g
			g	g	g
	SNACK	CAL	FAT	CARB	PRO
			g	g	g
			g	g	g
			g	g	g

NOTES: TOTALS

WATER (8-12 oz. per serving)

Day 82 (Date:___/___/_____)

TIME	BREAKFAST	CAL	FAT	CARB	PRO
			g	g	g
			g	g	g
			g	g	g
	SNACK	CAL	FAT	CARB	PRO
			g	g	g
			g	g	g
			g	g	g
	LUNCH	CAL	FAT	CARB	PRO
			g	g	g
			g	g	g
			g	g	g
			g	g	g
			g	g	g
	SNACK	CAL	FAT	CARB	PRO
			g	g	g
			g	g	g
			g	g	g
	DINNER	CAL	FAT	CARB	PRO
			g	g	g
			g	g	g
			g	g	g
			g	g	g
			g	g	g
	SNACK	CAL	FAT	CARB	PRO
			g	g	g
			g	g	g
			g	g	g

NOTES: TOTALS

WATER (8-12 oz. per serving)

Day 83 (Date:___/___/_____)

TIME	BREAKFAST	CAL	FAT	CARB	PRO
			g	g	g
			g	g	g
			g	g	g
			g	g	g
	SNACK	**CAL**	**FAT**	**CARB**	**PRO**
			g	g	g
			g	g	g
			g	g	g
	LUNCH	**CAL**	**FAT**	**CARB**	**PRO**
			g	g	g
			g	g	g
			g	g	g
			g	g	g
			g	g	g
	SNACK	**CAL**	**FAT**	**CARB**	**PRO**
			g	g	g
			g	g	g
			g	g	g
	DINNER	**CAL**	**FAT**	**CARB**	**PRO**
			g	g	g
			g	g	g
			g	g	g
			g	g	g
			g	g	g
	SNACK	**CAL**	**FAT**	**CARB**	**PRO**
			g	g	g
			g	g	g
			g	g	g

NOTES: TOTALS

WATER (8-12 oz. per serving)

Day 84 (Date:___/___/_____)

TIME	BREAKFAST	CAL	FAT	CARB	PRO
			g	g	g
			g	g	g
			g	g	g
			g	g	g
	SNACK	CAL	FAT	CARB	PRO
			g	g	g
			g	g	g
			g	g	g
	LUNCH	CAL	FAT	CARB	PRO
			g	g	g
			g	g	g
			g	g	g
			g	g	g
			g	g	g
	SNACK	CAL	FAT	CARB	PRO
			g	g	g
			g	g	g
			g	g	g
	DINNER	CAL	FAT	CARB	PRO
			g	g	g
			g	g	g
			g	g	g
			g	g	g
			g	g	g
	SNACK	CAL	FAT	CARB	PRO
			g	g	g
			g	g	g
			g	g	g

NOTES: TOTALS

WATER (8-12 oz. per serving)

Day 85 (Date:___/___/_____)

TIME	BREAKFAST	CAL	FAT	CARB	PRO
			g	g	g
			g	g	g
			g	g	g
			g	g	g
	SNACK	CAL	FAT	CARB	PRO
			g	g	g
			g	g	g
			g	g	g
	LUNCH	CAL	FAT	CARB	PRO
			g	g	g
			g	g	g
			g	g	g
			g	g	g
			g	g	g
	SNACK	CAL	FAT	CARB	PRO
			g	g	g
			g	g	g
			g	g	g
	DINNER	CAL	FAT	CARB	PRO
			g	g	g
			g	g	g
			g	g	g
			g	g	g
			g	g	g
	SNACK	CAL	FAT	CARB	PRO
			g	g	g
			g	g	g
			g	g	g

NOTES:

TOTALS

WATER (8-12 oz. per serving)

Day 86 (Date:___/___/_____)

TIME	BREAKFAST	CAL	FAT	CARB	PRO
			g	g	g
			g	g	g
			g	g	g
			g	g	g
	SNACK	CAL	FAT	CARB	PRO
			g	g	g
			g	g	g
			g	g	g
	LUNCH	CAL	FAT	CARB	PRO
			g	g	g
			g	g	g
			g	g	g
			g	g	g
			g	g	g
	SNACK	CAL	FAT	CARB	PRO
			g	g	g
			g	g	g
			g	g	g
	DINNER	CAL	FAT	CARB	PRO
			g	g	g
			g	g	g
			g	g	g
			g	g	g
			g	g	g
	SNACK	CAL	FAT	CARB	PRO
			g	g	g
			g	g	g
			g	g	g

NOTES: TOTALS

WATER (8-12 oz. per serving)

Day 87 (Date:___/___/_____)

TIME	BREAKFAST	CAL	FAT	CARB	PRO
			g	g	g
			g	g	g
			g	g	g
			g	g	g
	SNACK	CAL	FAT	CARB	PRO
			g	g	g
			g	g	g
			g	g	g
	LUNCH	CAL	FAT	CARB	PRO
			g	g	g
			g	g	g
			g	g	g
			g	g	g
			g	g	g
	SNACK	CAL	FAT	CARB	PRO
			g	g	g
			g	g	g
			g	g	g
	DINNER	CAL	FAT	CARB	PRO
			g	g	g
			g	g	g
			g	g	g
			g	g	g
			g	g	g
	SNACK	CAL	FAT	CARB	PRO
			g	g	g
			g	g	g
			g	g	g

NOTES: TOTALS

WATER (8-12 oz. per serving)

Day 88 (Date:___/___/_____)

TIME	BREAKFAST		CAL	FAT	CARB	PRO
				g	g	g
				g	g	g
				g	g	g
				g	g	g
	SNACK		CAL	FAT	CARB	PRO
				g	g	g
				g	g	g
				g	g	g
	LUNCH		CAL	FAT	CARB	PRO
				g	g	g
				g	g	g
				g	g	g
				g	g	g
				g	g	g
	SNACK		CAL	FAT	CARB	PRO
				g	g	g
				g	g	g
				g	g	g
	DINNER		CAL	FAT	CARB	PRO
				g	g	g
				g	g	g
				g	g	g
				g	g	g
				g	g	g
	SNACK		CAL	FAT	CARB	PRO
				g	g	g
				g	g	g
				g	g	g

NOTES: TOTALS

WATER (8-12 oz. per serving)

Day 89 (Date:___/___/_____)

TIME	BREAKFAST	CAL	FAT	CARB	PRO
			g	g	g
			g	g	g
			g	g	g
			g	g	g
	SNACK	CAL	FAT	CARB	PRO
			g	g	g
			g	g	g
			g	g	g
	LUNCH	CAL	FAT	CARB	PRO
			g	g	g
			g	g	g
			g	g	g
			g	g	g
			g	g	g
	SNACK	CAL	FAT	CARB	PRO
			g	g	g
			g	g	g
			g	g	g
	DINNER	CAL	FAT	CARB	PRO
			g	g	g
			g	g	g
			g	g	g
			g	g	g
			g	g	g
	SNACK	CAL	FAT	CARB	PRO
			g	g	g
			g	g	g
			g	g	g

NOTES: TOTALS

WATER (8-12 oz. per serving)

Day 90 (Date:___/___/_____)

TIME	BREAKFAST	CAL	FAT	CARB	PRO
			g	g	g
			g	g	g
			g	g	g
			g	g	g
	SNACK	CAL	FAT	CARB	PRO
			g	g	g
			g	g	g
			g	g	g
	LUNCH	CAL	FAT	CARB	PRO
			g	g	g
			g	g	g
			g	g	g
			g	g	g
			g	g	g
	SNACK	CAL	FAT	CARB	PRO
			g	g	g
			g	g	g
			g	g	g
	DINNER	CAL	FAT	CARB	PRO
			g	g	g
			g	g	g
			g	g	g
			g	g	g
			g	g	g
	SNACK	CAL	FAT	CARB	PRO
			g	g	g
			g	g	g
			g	g	g

NOTES: TOTALS

WATER (8-12 oz. per serving)

TIME	BREAKFAST	CAL	FAT	CARB	PRO
			g	g	g
			g	g	g
			g	g	g
			g	g	g
	SNACK	CAL	FAT	CARB	PRO
			g	g	g
			g	g	g
			g	g	g
	LUNCH	CAL	FAT	CARB	PRO
			g	g	g
			g	g	g
			g	g	g
			g	g	g
			g	g	g
	SNACK	CAL	FAT	CARB	PRO
			g	g	g
			g	g	g
			g	g	g
	DINNER	CAL	FAT	CARB	PRO
			g	g	g
			g	g	g
			g	g	g
			g	g	g
			g	g	g
	SNACK	CAL	FAT	CARB	PRO
			g	g	g
			g	g	g
			g	g	g

NOTES: TOTALS

WATER (8-12 oz. per serving)

1ST QUARTER NOTES

Day 92 (Date:___/___/_____)

TIME	BREAKFAST	CAL	FAT	CARB	PRO
			g	g	g
			g	g	g
			g	g	g
			g	g	g
	SNACK	CAL	FAT	CARB	PRO
			g	g	g
			g	g	g
			g	g	g
	LUNCH	CAL	FAT	CARB	PRO
			g	g	g
			g	g	g
			g	g	g
			g	g	g
			g	g	g
	SNACK	CAL	FAT	CARB	PRO
			g	g	g
			g	g	g
			g	g	g
	DINNER	CAL	FAT	CARB	PRO
			g	g	g
			g	g	g
			g	g	g
			g	g	g
			g	g	g
	SNACK	CAL	FAT	CARB	PRO
			g	g	g
			g	g	g
			g	g	g

NOTES: TOTALS

WATER (8-12 oz. per serving)

Day 93 (Date:___/___/_____)

TIME	BREAKFAST	CAL	FAT	CARB	PRO
			g	g	g
			g	g	g
			g	g	g
			g	g	g
	SNACK	**CAL**	**FAT**	**CARB**	**PRO**
			g	g	g
			g	g	g
			g	g	g
	LUNCH	**CAL**	**FAT**	**CARB**	**PRO**
			g	g	g
			g	g	g
			g	g	g
			g	g	g
			g	g	g
	SNACK	**CAL**	**FAT**	**CARB**	**PRO**
			g	g	g
			g	g	g
			g	g	g
	DINNER	**CAL**	**FAT**	**CARB**	**PRO**
			g	g	g
			g	g	g
			g	g	g
			g	g	g
			g	g	g
	SNACK	**CAL**	**FAT**	**CARB**	**PRO**
			g	g	g
			g	g	g
			g	g	g

NOTES: TOTALS

WATER (8-12 oz. per serving)

Day 94 (Date:___/___/_____)

TIME	BREAKFAST	CAL	FAT	CARB	PRO
			g	g	g
			g	g	g
			g	g	g
			g	g	g
	SNACK	**CAL**	**FAT**	**CARB**	**PRO**
			g	g	g
			g	g	g
			g	g	g
	LUNCH	**CAL**	**FAT**	**CARB**	**PRO**
			g	g	g
			g	g	g
			g	g	g
			g	g	g
			g	g	g
	SNACK	**CAL**	**FAT**	**CARB**	**PRO**
			g	g	g
			g	g	g
			g	g	g
	DINNER	**CAL**	**FAT**	**CARB**	**PRO**
			g	g	g
			g	g	g
			g	g	g
			g	g	g
			g	g	g
	SNACK	**CAL**	**FAT**	**CARB**	**PRO**
			g	g	g
			g	g	g
			g	g	g

NOTES: TOTALS

WATER (8-12 oz. per serving)

Day 95 (Date:___/___/_____)

TIME	BREAKFAST	CAL	FAT	CARB	PRO
			g	g	g
			g	g	g
			g	g	g
			g	g	g
	SNACK	CAL	FAT	CARB	PRO
			g	g	g
			g	g	g
			g	g	g
	LUNCH	CAL	FAT	CARB	PRO
			g	g	g
			g	g	g
			g	g	g
			g	g	g
			g	g	g
	SNACK	CAL	FAT	CARB	PRO
			g	g	g
			g	g	g
			g	g	g
	DINNER	CAL	FAT	CARB	PRO
			g	g	g
			g	g	g
			g	g	g
			g	g	g
			g	g	g
	SNACK	CAL	FAT	CARB	PRO
			g	g	g
			g	g	g
			g	g	g

NOTES:　　　　　　　　　　　TOTALS

WATER (8-12 oz. per serving)

Day 96 (Date:___/___/_____)

TIME	BREAKFAST	CAL	FAT	CARB	PRO
			g	g	g
			g	g	g
			g	g	g
			g	g	g
	SNACK	**CAL**	**FAT**	**CARB**	**PRO**
			g	g	g
			g	g	g
			g	g	g
	LUNCH	**CAL**	**FAT**	**CARB**	**PRO**
			g	g	g
			g	g	g
			g	g	g
			g	g	g
			g	g	g
	SNACK	**CAL**	**FAT**	**CARB**	**PRO**
			g	g	g
			g	g	g
			g	g	g
	DINNER	**CAL**	**FAT**	**CARB**	**PRO**
			g	g	g
			g	g	g
			g	g	g
			g	g	g
			g	g	g
	SNACK	**CAL**	**FAT**	**CARB**	**PRO**
			g	g	g
			g	g	g
			g	g	g

NOTES: TOTALS

WATER (8-12 oz. per serving)

Day 97 (Date:___/___/_____)

TIME	BREAKFAST	CAL	FAT	CARB	PRO
			g	g	g
			g	g	g
			g	g	g
			g	g	g
	SNACK	CAL	FAT	CARB	PRO
			g	g	g
			g	g	g
			g	g	g
	LUNCH	CAL	FAT	CARB	PRO
			g	g	g
			g	g	g
			g	g	g
			g	g	g
			g	g	g
	SNACK	CAL	FAT	CARB	PRO
			g	g	g
			g	g	g
			g	g	g
	DINNER	CAL	FAT	CARB	PRO
			g	g	g
			g	g	g
			g	g	g
			g	g	g
			g	g	g
	SNACK	CAL	FAT	CARB	PRO
			g	g	g
			g	g	g
			g	g	g

NOTES:

TOTALS

WATER (8-12 oz. per serving)

Day 98 (Date:___/___/_____)

TIME	BREAKFAST	CAL	FAT	CARB	PRO
		·	g	g	g
			g	g	g
			g	g	g
			g	g	g
	SNACK	**CAL**	**FAT**	**CARB**	**PRO**
			g	g	g
			g	g	g
			g	g	g
	LUNCH	**CAL**	**FAT**	**CARB**	**PRO**
			g	g	g
			g	g	g
			g	g	g
			g	g	g
			g	g	g
	SNACK	**CAL**	**FAT**	**CARB**	**PRO**
			g	g	g
			g	g	g
			g	g	g
	DINNER	**CAL**	**FAT**	**CARB**	**PRO**
			g	g	g
			g	g	g
			g	g	g
			g	g	g
			g	g	g
	SNACK	**CAL**	**FAT**	**CARB**	**PRO**
			g	g	g
			g	g	g
			g	g	g

NOTES: TOTALS

WATER (8-12 oz. per serving)

Day 99 (Date:___/___/_____)

TIME	BREAKFAST	CAL	FAT	CARB	PRO
			g	g	g
			g	g	g
			g	g	g
			g	g	g
	SNACK	CAL	FAT	CARB	PRO
			g	g	g
			g	g	g
			g	g	g
	LUNCH	CAL	FAT	CARB	PRO
			g	g	g
			g	g	g
			g	g	g
			g	g	g
			g	g	g
	SNACK	CAL	FAT	CARB	PRO
			g	g	g
			g	g	g
			g	g	g
	DINNER	CAL	FAT	CARB	PRO
			g	g	g
			g	g	g
			g	g	g
			g	g	g
			g	g	g
	SNACK	CAL	FAT	CARB	PRO
			g	g	g
			g	g	g
			g	g	g

NOTES: TOTALS

WATER (8-12 oz. per serving)

Day 100 (Date:___/___/_____)

TIME	BREAKFAST	CAL	FAT	CARB	PRO
			g	g	g
			g	g	g
			g	g	g
			g	g	g
	SNACK	CAL	FAT	CARB	PRO
			g	g	g
			g	g	g
			g	g	g
	LUNCH	CAL	FAT	CARB	PRO
			g	g	g
			g	g	g
			g	g	g
			g	g	g
			g	g	g
	SNACK	CAL	FAT	CARB	PRO
			g	g	g
			g	g	g
			g	g	g
	DINNER	CAL	FAT	CARB	PRO
			g	g	g
			g	g	g
			g	g	g
			g	g	g
			g	g	g
	SNACK	CAL	FAT	CARB	PRO
			g	g	g
			g	g	g
			g	g	g

NOTES: TOTALS

WATER (8-12 oz. per serving)

Day 101 (Date:___/___/_____)

TIME	BREAKFAST	CAL	FAT	CARB	PRO
			g	g	g
			g	g	g
			g	g	g
			g	g	g
	SNACK	CAL	FAT	CARB	PRO
			g	g	g
			g	g	g
			g	g	g
	LUNCH	CAL	FAT	CARB	PRO
			g	g	g
			g	g	g
			g	g	g
			g	g	g
			g	g	g
	SNACK	CAL	FAT	CARB	PRO
			g	g	g
			g	g	g
			g	g	g
	DINNER	CAL	FAT	CARB	PRO
			g	g	g
			g	g	g
			g	g	g
			g	g	g
			g	g	g
	SNACK	CAL	FAT	CARB	PRO
			g	g	g
			g	g	g
			g	g	g

NOTES: TOTALS

WATER (8-12 oz. per serving)

Day 102 (Date:___/___/_____)

TIME	BREAKFAST	CAL	FAT	CARB	PRO
			g	g	g
			g	g	g
			g	g	g
			g	g	g
	SNACK	CAL	FAT	CARB	PRO
			g	g	g
			g	g	g
			g	g	g
	LUNCH	CAL	FAT	CARB	PRO
			g	g	g
			g	g	g
			g	g	g
			g	g	g
			g	g	g
	SNACK	CAL	FAT	CARB	PRO
			g	g	g
			g	g	g
			g	g	g
	DINNER	CAL	FAT	CARB	PRO
			g	g	g
			g	g	g
			g	g	g
			g	g	g
			g	g	g
	SNACK	CAL	FAT	CARB	PRO
			g	g	g
			g	g	g
			g	g	g
NOTES:		TOTALS			

WATER (8-12 oz. per serving)

Day 103 (Date:___/___/_____)

TIME	BREAKFAST	CAL	FAT	CARB	PRO
			g	g	g
			g	g	g
			g	g	g
			g	g	g
	SNACK	CAL	FAT	CARB	PRO
			g	g	g
			g	g	g
			g	g	g
	LUNCH	CAL	FAT	CARB	PRO
			g	g	g
			g	g	g
			g	g	g
			g	g	g
			g	g	g
	SNACK	CAL	FAT	CARB	PRO
			g	g	g
			g	g	g
			g	g	g
	DINNER	CAL	FAT	CARB	PRO
			g	g	g
			g	g	g
			g	g	g
			g	g	g
			g	g	g
	SNACK	CAL	FAT	CARB	PRO
			g	g	g
			g	g	g
			g	g	g

NOTES: TOTALS

WATER (8-12 oz. per serving)

Day 104 (Date:___/___/_____)

TIME	BREAKFAST	CAL	FAT	CARB	PRO
			g	g	g
			g	g	g
			g	g	g
			g	g	g
	SNACK	CAL	FAT	CARB	PRO
			g	g	g
			g	g	g
			g	g	g
	LUNCH	CAL	FAT	CARB	PRO
			g	g	g
			g	g	g
			g	g	g
			g	g	g
			g	g	g
	SNACK	CAL	FAT	CARB	PRO
			g	g	g
			g	g	g
			g	g	g
	DINNER	CAL	FAT	CARB	PRO
			g	g	g
			g	g	g
			g	g	g
			g	g	g
			g	g	g
	SNACK	CAL	FAT	CARB	PRO
			g	g	g
			g	g	g
			g	g	g

NOTES: TOTALS

WATER (8-12 oz. per serving)

Day 105 (Date:___/___/_____)

TIME	BREAKFAST	CAL	FAT	CARB	PRO
			g	g	g
			g	g	g
			g	g	g
	SNACK	CAL	FAT	CARB	PRO
			g	g	g
			g	g	g
			g	g	g
	LUNCH	CAL	FAT	CARB	PRO
			g	g	g
			g	g	g
			g	g	g
			g	g	g
			g	g	g
	SNACK	CAL	FAT	CARB	PRO
			g	g	g
			g	g	g
			g	g	g
	DINNER	CAL	FAT	CARB	PRO
			g	g	g
			g	g	g
			g	g	g
			g	g	g
			g	g	g
	SNACK	CAL	FAT	CARB	PRO
			g	g	g
			g	g	g
			g	g	g

NOTES: TOTALS

WATER (8-12 oz. per serving)

Day 106 (Date:___/___/_____)

TIME	BREAKFAST	CAL	FAT	CARB	PRO
			g	g	g
			g	g	g
			g	g	g
			g	g	g
	SNACK	CAL	FAT	CARB	PRO
			g	g	g
			g	g	g
			g	g	g
	LUNCH	CAL	FAT	CARB	PRO
			g	g	g
			g	g	g
			g	g	g
			g	g	g
			g	g	g
	SNACK	CAL	FAT	CARB	PRO
			g	g	g
			g	g	g
			g	g	g
	DINNER	CAL	FAT	CARB	PRO
			g	g	g
			g	g	g
			g	g	g
			g	g	g
			g	g	g
	SNACK	CAL	FAT	CARB	PRO
			g	g	g
			g	g	g
			g	g	g

NOTES: TOTALS

WATER (8-12 oz. per serving)

Day 107 (Date:___/___/_____)

TIME	BREAKFAST	CAL	FAT	CARB	PRO
			g	g	g
			g	g	g
			g	g	g
			g	g	g
	SNACK	CAL	FAT	CARB	PRO
			g	g	g
			g	g	g
			g	g	g
	LUNCH	CAL	FAT	CARB	PRO
			g	g	g
			g	g	g
			g	g	g
			g	g	g
			g	g	g
	SNACK	CAL	FAT	CARB	PRO
			g	g	g
			g	g	g
			g	g	g
	DINNER	CAL	FAT	CARB	PRO
			g	g	g
			g	g	g
			g	g	g
			g	g	g
			g	g	g
	SNACK	CAL	FAT	CARB	PRO
			g	g	g
			g	g	g
			g	g	g

NOTES: TOTALS

WATER (8-12 oz. per serving)

Day 108 (Date:___/___/_____)

TIME	BREAKFAST	CAL	FAT	CARB	PRO
			g	g	g
			g	g	g
			g	g	g
			g	g	g
	SNACK	CAL	FAT	CARB	PRO
			g	g	g
			g	g	g
			g	g	g
	LUNCH	CAL	FAT	CARB	PRO
			g	g	g
			g	g	g
			g	g	g
			g	g	g
			g	g	g
	SNACK	CAL	FAT	CARB	PRO
			g	g	g
			g	g	g
			g	g	g
	DINNER	CAL	FAT	CARB	PRO
			g	g	g
			g	g	g
			g	g	g
			g	g	g
			g	g	g
	SNACK	CAL	FAT	CARB	PRO
			g	g	g
			g	g	g
			g	g	g
NOTES:		TOTALS			

WATER (8-12 oz. per serving)

Day 109 (Date:___/___/_____)

TIME	BREAKFAST	CAL	FAT	CARB	PRO
			g	g	g
			g	g	g
			g	g	g
			g	g	g
	SNACK	**CAL**	**FAT**	**CARB**	**PRO**
			g	g	g
			g	g	g
			g	g	g
	LUNCH	**CAL**	**FAT**	**CARB**	**PRO**
			g	g	g
			g	g	g
			g	g	g
			g	g	g
			g	g	g
	SNACK	**CAL**	**FAT**	**CARB**	**PRO**
			g	g	g
			g	g	g
			g	g	g
	DINNER	**CAL**	**FAT**	**CARB**	**PRO**
			g	g	g
			g	g	g
			g	g	g
			g	g	g
			g	g	g
	SNACK	**CAL**	**FAT**	**CARB**	**PRO**
			g	g	g
			g	g	g
			g	g	g

NOTES: TOTALS

WATER (8-12 oz. per serving)

TIME	BREAKFAST	CAL	FAT	CARB	PRO
			g	g	g
			g	g	g
			g	g	g
			g	g	g
	SNACK	CAL	FAT	CARB	PRO
			g	g	g
			g	g	g
			g	g	g
	LUNCH	CAL	FAT	CARB	PRO
			g	g	g
			g	g	g
			g	g	g
			g	g	g
			g	g	g
	SNACK	CAL	FAT	CARB	PRO
			g	g	g
			g	g	g
			g	g	g
	DINNER	CAL	FAT	CARB	PRO
			g	g	g
			g	g	g
			g	g	g
			g	g	g
			g	g	g
	SNACK	CAL	FAT	CARB	PRO
			g	g	g
			g	g	g
			g	g	g

NOTES:

TOTALS

WATER (8-12 oz. per serving)

Day 111 (Date:___/___/_____)

TIME	BREAKFAST	CAL	FAT	CARB	PRO
			g	g	g
			g	g	g
			g	g	g
			g	g	g
	SNACK	**CAL**	**FAT**	**CARB**	**PRO**
			g	g	g
			g	g	g
			g	g	g
	LUNCH	**CAL**	**FAT**	**CARB**	**PRO**
			g	g	g
			g	g	g
			g	g	g
			g	g	g
			g	g	g
	SNACK	**CAL**	**FAT**	**CARB**	**PRO**
			g	g	g
			g	g	g
			g	g	g
	DINNER	**CAL**	**FAT**	**CARB**	**PRO**
			g	g	g
			g	g	g
			g	g	g
			g	g	g
			g	g	g
	SNACK	**CAL**	**FAT**	**CARB**	**PRO**
			g	g	g
			g	g	g
			g	g	g

NOTES:

TOTALS

WATER (8-12 oz. per serving)

Day 112 (Date:___/___/_____)

TIME	BREAKFAST	CAL	FAT	CARB	PRO
			g	g	g
			g	g	g
			g	g	g
			g	g	g
	SNACK	CAL	FAT	CARB	PRO
			g	g	g
			g	g	g
			g	g	g
	LUNCH	CAL	FAT	CARB	PRO
			g	g	g
			g	g	g
			g	g	g
			g	g	g
			g	g	g
	SNACK	CAL	FAT	CARB	PRO
			g	g	g
			g	g	g
			g	g	g
	DINNER	CAL	FAT	CARB	PRO
			g	g	g
			g	g	g
			g	g	g
			g	g	g
			g	g	g
	SNACK	CAL	FAT	CARB	PRO
			g	g	g
			g	g	g
			g	g	g

NOTES: TOTALS

WATER (8-12 oz. per serving)

Day 113 (Date:___/___/_____)

TIME	BREAKFAST	CAL	FAT	CARB	PRO
			g	g	g
			g	g	g
			g	g	g
			g	g	g
	SNACK	CAL	FAT	CARB	PRO
			g	g	g
			g	g	g
			g	g	g
	LUNCH	CAL	FAT	CARB	PRO
			g	g	g
			g	g	g
			g	g	g
			g	g	g
			g	g	g
	SNACK	CAL	FAT	CARB	PRO
			g	g	g
			g	g	g
			g	g	g
	DINNER	CAL	FAT	CARB	PRO
			g	g	g
			g	g	g
			g	g	g
			g	g	g
			g	g	g
	SNACK	CAL	FAT	CARB	PRO
			g	g	g
			g	g	g
			g	g	g

NOTES: TOTALS

WATER (8-12 oz. per serving)

Day 114 (Date:___/___/_____)

TIME	BREAKFAST	CAL	FAT	CARB	PRO
			g	g	g
			g	g	g
			g	g	g
			g	g	g
	SNACK	**CAL**	**FAT**	**CARB**	**PRO**
			g	g	g
			g	g	g
			g	g	g
	LUNCH	**CAL**	**FAT**	**CARB**	**PRO**
			g	g	g
			g	g	g
			g	g	g
			g	g	g
			g	g	g
	SNACK	**CAL**	**FAT**	**CARB**	**PRO**
			g	g	g
			g	g	g
			g	g	g
	DINNER	**CAL**	**FAT**	**CARB**	**PRO**
			g	g	g
			g	g	g
			g	g	g
			g	g	g
			g	g	g
	SNACK	**CAL**	**FAT**	**CARB**	**PRO**
			g	g	g
			g	g	g
			g	g	g

NOTES: TOTALS

WATER (8-12 oz. per serving)

Day 115 (Date:___/___/_____)

TIME	BREAKFAST		CAL	FAT	CARB	PRO
				g	g	g
				g	g	g
				g	g	g
				g	g	g
	SNACK		CAL	FAT	CARB	PRO
				g	g	g
				g	g	g
				g	g	g
	LUNCH		CAL	FAT	CARB	PRO
				g	g	g
				g	g	g
				g	g	g
				g	g	g
				g	g	g
	SNACK		CAL	FAT	CARB	PRO
				g	g	g
				g	g	g
				g	g	g
	DINNER		CAL	FAT	CARB	PRO
				g	g	g
				g	g	g
				g	g	g
				g	g	g
				g	g	g
	SNACK		CAL	FAT	CARB	PRO
				g	g	g
				g	g	g
				g	g	g
NOTES:		TOTALS				

WATER (8-12 oz. per serving)

Day 116 (Date:___/___/_____)

TIME	BREAKFAST	CAL	FAT	CARB	PRO
			g	g	g
			g	g	g
			g	g	g
			g	g	g

TIME	SNACK	CAL	FAT	CARB	PRO
			g	g	g
			g	g	g
			g	g	g

TIME	LUNCH	CAL	FAT	CARB	PRO
			g	g	g
			g	g	g
			g	g	g
			g	g	g
			g	g	g

TIME	SNACK	CAL	FAT	CARB	PRO
			g	g	g
			g	g	g
			g	g	g

TIME	DINNER	CAL	FAT	CARB	PRO
			g	g	g
			g	g	g
			g	g	g
			g	g	g
			g	g	g

TIME	SNACK	CAL	FAT	CARB	PRO
			g	g	g
			g	g	g
			g	g	g

NOTES: TOTALS

WATER (8-12 oz. per serving)

Day 117 (Date:___/___/_____)

TIME	BREAKFAST	CAL	FAT	CARB	PRO
			g	g	g
			g	g	g
			g	g	g
			g	g	g
	SNACK	CAL	FAT	CARB	PRO
			g	g	g
			g	g	g
			g	g	g
	LUNCH	CAL	FAT	CARB	PRO
			g	g	g
			g	g	g
			g	g	g
			g	g	g
			g	g	g
	SNACK	CAL	FAT	CARB	PRO
			g	g	g
			g	g	g
			g	g	g
	DINNER	CAL	FAT	CARB	PRO
			g	g	g
			g	g	g
			g	g	g
			g	g	g
			g	g	g
	SNACK	CAL	FAT	CARB	PRO
			g	g	g
			g	g	g
			g	g	g

NOTES: TOTALS

WATER (8-12 oz. per serving)

Day 118 (Date:___/___/_____)

TIME	BREAKFAST	CAL	FAT	CARB	PRO
			g	g	g
			g	g	g
			g	g	g
			g	g	g
	SNACK	CAL	FAT	CARB	PRO
			g	g	g
			g	g	g
			g	g	g
	LUNCH	CAL	FAT	CARB	PRO
			g	g	g
			g	g	g
			g	g	g
			g	g	g
			g	g	g
	SNACK	CAL	FAT	CARB	PRO
			g	g	g
			g	g	g
			g	g	g
	DINNER	CAL	FAT	CARB	PRO
			g	g	g
			g	g	g
			g	g	g
			g	g	g
			g	g	g
	SNACK	CAL	FAT	CARB	PRO
			g	g	g
			g	g	g
			g	g	g
NOTES:		**TOTALS**			

WATER (8-12 oz. per serving)

Day 119 (Date:___/___/_____)

TIME	BREAKFAST	CAL	FAT	CARB	PRO
			g	g	g
			g	g	g
			g	g	g
			g	g	g
	SNACK	**CAL**	**FAT**	**CARB**	**PRO**
			g	g	g
			g	g	g
			g	g	g
	LUNCH	**CAL**	**FAT**	**CARB**	**PRO**
			g	g	g
			g	g	g
			g	g	g
			g	g	g
			g	g	g
	SNACK	**CAL**	**FAT**	**CARB**	**PRO**
			g	g	g
			g	g	g
			g	g	g
	DINNER	**CAL**	**FAT**	**CARB**	**PRO**
			g	g	g
			g	g	g
			g	g	g
			g	g	g
			g	g	g
	SNACK	**CAL**	**FAT**	**CARB**	**PRO**
			g	g	g
			g	g	g
			g	g	g

NOTES: TOTALS

WATER (8-12 oz. per serving)

Day 120 (Date:___/___/_____)

TIME	BREAKFAST	CAL	FAT	CARB	PRO
			g	g	g
			g	g	g
			g	g	g
			g	g	g
	SNACK	CAL	FAT	CARB	PRO
			g	g	g
			g	g	g
			g	g	g
	LUNCH	CAL	FAT	CARB	PRO
			g	g	g
			g	g	g
			g	g	g
			g	g	g
			g	g	g
	SNACK	CAL	FAT	CARB	PRO
			g	g	g
			g	g	g
			g	g	g
	DINNER	CAL	FAT	CARB	PRO
			g	g	g
			g	g	g
			g	g	g
			g	g	g
			g	g	g
	SNACK	CAL	FAT	CARB	PRO
			g	g	g
			g	g	g
			g	g	g

NOTES: TOTALS

WATER (8-12 oz. per serving)

Day 121 (Date:___/___/_____)

TIME	BREAKFAST	CAL	FAT	CARB	PRO
			୪	୪	୪
			g	g	g
			g	g	g
			g	g	g
	SNACK	**CAL**	**FAT**	**CARB**	**PRO**
			g	g	g
			g	g	g
			g	g	g
	LUNCH	**CAL**	**FAT**	**CARB**	**PRO**
			g	g	g
			g	g	g
			g	g	g
			g	g	g
			g	g	g
	SNACK	**CAL**	**FAT**	**CARB**	**PRO**
			g	g	g
			g	g	g
			g	g	g
	DINNER	**CAL**	**FAT**	**CARB**	**PRO**
			g	g	g
			g	g	g
			g	g	g
			g	g	g
			g	g	g
	SNACK	**CAL**	**FAT**	**CARB**	**PRO**
			g	g	g
			g	g	g
			g	g	g

NOTES: TOTALS

WATER (8-12 oz. per serving)

TIME	BREAKFAST	CAL	FAT	CARB	PRO
			g	g	g
			g	g	g
			g	g	g
			g	g	g
	SNACK	CAL	FAT	CARB	PRO
			g	g	g
			g	g	g
			g	g	g
	LUNCH	CAL	FAT	CARB	PRO
			g	g	g
			g	g	g
			g	g	g
			g	g	g
			g	g	g
	SNACK	CAL	FAT	CARB	PRO
			g	g	g
			g	g	g
			g	g	g
	DINNER	CAL	FAT	CARB	PRO
			g	g	g
			g	g	g
			g	g	g
			g	g	g
			g	g	g
	SNACK	CAL	FAT	CARB	PRO
			g	g	g
			g	g	g
			g	g	g

NOTES: TOTALS

WATER (8-12 oz. per serving)

Day 123 (Date:___/___/_____)

TIME	BREAKFAST	CAL	FAT	CARB	PRO
			g	g	g
			g	g	g
			g	g	g
	SNACK	CAL	FAT	CARB	PRO
			g	g	g
			g	g	g
			g	g	g
	LUNCH	CAL	FAT	CARB	PRO
			g	g	g
			g	g	g
			g	g	g
			g	g	g
			g	g	g
	SNACK	CAL	FAT	CARB	PRO
			g	g	g
			g	g	g
			g	g	g
	DINNER	CAL	FAT	CARB	PRO
			g	g	g
			g	g	g
			g	g	g
			g	g	g
			g	g	g
	SNACK	CAL	FAT	CARB	PRO
			g	g	g
			g	g	g
			g	g	g
NOTES:	TOTALS				

WATER (8-12 oz. per serving)

Day 124 (Date:___/___/_____)

TIME	BREAKFAST	CAL	FAT	CARB	PRO
			g	g	g
			g	g	g
			g	g	g
			g	g	g
	SNACK	**CAL**	**FAT**	**CARB**	**PRO**
			g	g	g
			g	g	g
			g	g	g
	LUNCH	**CAL**	**FAT**	**CARB**	**PRO**
			g	g	g
			g	g	g
			g	g	g
			g	g	g
			g	g	g
	SNACK	**CAL**	**FAT**	**CARB**	**PRO**
			g	g	g
			g	g	g
			g	g	g
	DINNER	**CAL**	**FAT**	**CARB**	**PRO**
			g	g	g
			g	g	g
			g	g	g
			g	g	g
			g	g	g
	SNACK	**CAL**	**FAT**	**CARB**	**PRO**
			g	g	g
			g	g	g
			g	g	g

NOTES: TOTALS

WATER (8-12 oz. per serving)

Day 125 (Date:___/___/_____)

TIME	BREAKFAST	CAL	FAT	CARB	PRO
			g	g	g
			g	g	g
			g	g	g
			g	g	g
	SNACK	CAL	FAT	CARB	PRO
			g	g	g
			g	g	g
			g	g	g
	LUNCH	CAL	FAT	CARB	PRO
			g	g	g
			g	g	g
			g	g	g
			g	g	g
			g	g	g
	SNACK	CAL	FAT	CARB	PRO
			g	g	g
			g	g	g
			g	g	g
	DINNER	CAL	FAT	CARB	PRO
			g	g	g
			g	g	g
			g	g	g
			g	g	g
			g	g	g
	SNACK	CAL	FAT	CARB	PRO
			g	g	g
			g	g	g
			g	g	g

NOTES: TOTALS

WATER (8-12 oz. per serving)

Day 126 (Date:___/___/_____)

TIME	BREAKFAST	CAL	FAT	CARB	PRO
			g	g	g
			g	g	g
			g	g	g
			g	g	g
	SNACK	CAL	FAT	CARB	PRO
			g	g	g
			g	g	g
			g	g	g
	LUNCH	CAL	FAT	CARB	PRO
			g	g	g
			g	g	g
			g	g	g
			g	g	g
			g	g	g
	SNACK	CAL	FAT	CARB	PRO
			g	g	g
			g	g	g
			g	g	g
	DINNER	CAL	FAT	CARB	PRO
			g	g	g
			g	g	g
			g	g	g
			g	g	g
			g	g	g
	SNACK	CAL	FAT	CARB	PRO
			g	g	g
			g	g	g
			g	g	g

NOTES:

TOTALS

WATER (8-12 oz. per serving)

Day 127 (Date:___/___/_____)

TIME	BREAKFAST	CAL	FAT	CARB	PRO
			g	g	g
			g	g	g
			g	g	g
			g	g	g
	SNACK	CAL	FAT	CARB	PRO
			g	g	g
			g	g	g
			g	g	g
	LUNCH	CAL	FAT	CARB	PRO
			g	g	g
			g	g	g
			g	g	g
			g	g	g
			g	g	g
	SNACK	CAL	FAT	CARB	PRO
			g	g	g
			g	g	g
			g	g	g
	DINNER	CAL	FAT	CARB	PRO
			g	g	g
			g	g	g
			g	g	g
			g	g	g
			g	g	g
	SNACK	CAL	FAT	CARB	PRO
			g	g	g
			g	g	g
			g	g	g

NOTES: TOTALS

WATER (8-12 oz. per serving)

Day 128 (Date:___/___/_____)

TIME	BREAKFAST	CAL	FAT	CARB	PRO
			g	g	g
			g	g	g
			g	g	g
			g	g	g
	SNACK	**CAL**	**FAT**	**CARB**	**PRO**
			g	g	g
			g	g	g
			g	g	g
	LUNCH	**CAL**	**FAT**	**CARB**	**PRO**
			g	g	g
			g	g	g
			g	g	g
			g	g	g
			g	g	g
	SNACK	**CAL**	**FAT**	**CARB**	**PRO**
			g	g	g
			g	g	g
			g	g	g
	DINNER	**CAL**	**FAT**	**CARB**	**PRO**
			g	g	g
			g	g	g
			g	g	g
			g	g	g
			g	g	g
	SNACK	**CAL**	**FAT**	**CARB**	**PRO**
			g	g	g
			g	g	g
			g	g	g
NOTES:		TOTALS			

WATER (8-12 oz. per serving)

Day 129 (Date:___/___/_____)

TIME	BREAKFAST	CAL	FAT	CARB	PRO
			g	g	g
			g	g	g
			g	g	g
			g	g	g
	SNACK	CAL	FAT	CARB	PRO
			g	g	g
			g	g	g
			g	g	g
	LUNCH	CAL	FAT	CARB	PRO
			g	g	g
			g	g	g
			g	g	g
			g	g	g
			g	g	g
	SNACK	CAL	FAT	CARB	PRO
			g	g	g
			g	g	g
			g	g	g
	DINNER	CAL	FAT	CARB	PRO
			g	g	g
			g	g	g
			g	g	g
			g	g	g
			g	g	g
	SNACK	CAL	FAT	CARB	PRO
			g	g	g
			g	g	g
			g	g	g

NOTES: TOTALS

WATER (8-12 oz. per serving)

Day 130 (Date:___/___/_____)

TIME	BREAKFAST		CAL	FAT	CARB	PRO
				g	g	g
				g	g	g
				g	g	g
				g	g	g
	SNACK		CAL	FAT	CARB	PRO
				g	g	g
				g	g	g
				g	g	g
	LUNCH		CAL	FAT	CARB	PRO
				g	g	g
				g	g	g
				g	g	g
				g	g	g
				g	g	g
	SNACK		CAL	FAT	CARB	PRO
				g	g	g
				g	g	g
				g	g	g
	DINNER		CAL	FAT	CARB	PRO
				g	g	g
				g	g	g
				g	g	g
				g	g	g
				g	g	g
	SNACK		CAL	FAT	CARB	PRO
				g	g	g
				g	g	g
				g	g	g
NOTES:		TOTALS				

WATER (8-12 oz. per serving)

Day 131 (Date:___/___/_____)

TIME	BREAKFAST	CAL	FAT	CARB	PRO
			g	g	g
			g	g	g
			g	g	g
	SNACK	**CAL**	**FAT**	**CARB**	**PRO**
			g	g	g
			g	g	g
			g	g	g
	LUNCH	**CAL**	**FAT**	**CARB**	**PRO**
			g	g	g
			g	g	g
			g	g	g
			g	g	g
			g	g	g
	SNACK	**CAL**	**FAT**	**CARB**	**PRO**
			g	g	g
			g	g	g
			g	g	g
	DINNER	**CAL**	**FAT**	**CARB**	**PRO**
			g	g	g
			g	g	g
			g	g	g
			g	g	g
			g	g	g
	SNACK	**CAL**	**FAT**	**CARB**	**PRO**
			g	g	g
			g	g	g
			g	g	g

NOTES: TOTALS

WATER (8-12 oz. per serving)

Day 132 (Date:___/___/_____)

TIME	BREAKFAST	CAL	FAT	CARB	PRO
			g	g	g
			g	g	g
			g	g	g
			g	g	g
	SNACK	**CAL**	**FAT**	**CARB**	**PRO**
			g	g	g
			g	g	g
			g	g	g
	LUNCH	**CAL**	**FAT**	**CARB**	**PRO**
			g	g	g
			g	g	g
			g	g	g
			g	g	g
			g	g	g
	SNACK	**CAL**	**FAT**	**CARB**	**PRO**
			g	g	g
			g	g	g
			g	g	g
	DINNER	**CAL**	**FAT**	**CARB**	**PRO**
			g	g	g
			g	g	g
			g	g	g
			g	g	g
			g	g	g
	SNACK	**CAL**	**FAT**	**CARB**	**PRO**
			g	g	g
			g	g	g
			g	g	g

NOTES: TOTALS

WATER (8-12 oz. per serving)

Day 133 (Date:___/___/_____)

TIME	BREAKFAST	CAL	FAT	CARB	PRO
			x	x	x
			g	g	g
			g	g	g
			g	g	g
	SNACK	CAL	FAT	CARB	PRO
			g	g	g
			g	g	g
			g	g	g
	LUNCH	CAL	FAT	CARB	PRO
			g	g	g
			g	g	g
			g	g	g
			g	g	g
			g	g	g
	SNACK	CAL	FAT	CARB	PRO
			g	g	g
			g	g	g
			g	g	g
	DINNER	CAL	FAT	CARB	PRO
			g	g	g
			g	g	g
			g	g	g
			g	g	g
			g	g	g
	SNACK	CAL	FAT	CARB	PRO
			g	g	g
			g	g	g
			g	g	g
NOTES:	TOTALS				

WATER (8-12 oz. per serving)

Day 134 (Date:___/___/_____)

TIME	BREAKFAST	CAL	FAT	CARB	PRO
			g	g	g
			g	g	g
			g	g	g
			g	g	g
	SNACK	CAL	FAT	CARB	PRO
			g	g	g
			g	g	g
			g	g	g
	LUNCH	CAL	FAT	CARB	PRO
			g	g	g
			g	g	g
			g	g	g
			g	g	g
			g	g	g
	SNACK	CAL	FAT	CARB	PRO
			g	g	g
			g	g	g
			g	g	g
	DINNER	CAL	FAT	CARB	PRO
			g	g	g
			g	g	g
			g	g	g
			g	g	g
			g	g	g
	SNACK	CAL	FAT	CARB	PRO
			g	g	g
			g	g	g
			g	g	g

NOTES: TOTALS

WATER (8-12 oz. per serving)

Day 135 (Date:___/___/_____)

TIME	BREAKFAST	CAL	FAT	CARB	PRO
			g	g	g
			g	g	g
			g	g	g
	SNACK	CAL	FAT	CARB	PRO
			g	g	g
			g	g	g
			g	g	g
	LUNCH	CAL	FAT	CARB	PRO
			g	g	g
			g	g	g
			g	g	g
			g	g	g
			g	g	g
	SNACK	CAL	FAT	CARB	PRO
			g	g	g
			g	g	g
			g	g	g
	DINNER	CAL	FAT	CARB	PRO
			g	g	g
			g	g	g
			g	g	g
			g	g	g
			g	g	g
	SNACK	CAL	FAT	CARB	PRO
			g	g	g
			g	g	g
			g	g	g

NOTES:

TOTALS

WATER (8-12 oz. per serving)

Day 136 (Date:___/___/_____)

TIME	BREAKFAST	CAL	FAT	CARB	PRO
			g	g	g
			g	g	g
			g	g	g
			g	g	g
	SNACK	CAL	FAT	CARB	PRO
			g	g	g
			g	g	g
			g	g	g
	LUNCH	CAL	FAT	CARB	PRO
			g	g	g
			g	g	g
			g	g	g
			g	g	g
			g	g	g
	SNACK	CAL	FAT	CARB	PRO
			g	g	g
			g	g	g
			g	g	g
	DINNER	CAL	FAT	CARB	PRO
			g	g	g
			g	g	g
			g	g	g
			g	g	g
			g	g	g
	SNACK	CAL	FAT	CARB	PRO
			g	g	g
			g	g	g
			g	g	g

NOTES: TOTALS

WATER (8-12 oz. per serving)

Day 137 (Date:___/___/_____)

TIME	BREAKFAST	CAL	FAT	CARB	PRO
			g	g	g
			g	g	g
			g	g	g
			g	g	g
	SNACK	**CAL**	**FAT**	**CARB**	**PRO**
			g	g	g
			g	g	g
			g	g	g
	LUNCH	**CAL**	**FAT**	**CARB**	**PRO**
			g	g	g
			g	g	g
			g	g	g
			g	g	g
			g	g	g
	SNACK	**CAL**	**FAT**	**CARB**	**PRO**
			g	g	g
			g	g	g
			g	g	g
	DINNER	**CAL**	**FAT**	**CARB**	**PRO**
			g	g	g
			g	g	g
			g	g	g
			g	g	g
			g	g	g
	SNACK	**CAL**	**FAT**	**CARB**	**PRO**
			g	g	g
			g	g	g
			g	g	g

NOTES:

TOTALS

WATER (8-12 oz. per serving)

Day 138 (Date:___/___/_____)

TIME	BREAKFAST	CAL	FAT	CARB	PRO
			g	g	g
			g	g	g
			g	g	g
			g	g	g
	SNACK	**CAL**	**FAT**	**CARB**	**PRO**
			g	g	g
			g	g	g
			g	g	g
	LUNCH	**CAL**	**FAT**	**CARB**	**PRO**
			g	g	g
			g	g	g
			g	g	g
			g	g	g
			g	g	g
	SNACK	**CAL**	**FAT**	**CARB**	**PRO**
			g	g	g
			g	g	g
			g	g	g
	DINNER	**CAL**	**FAT**	**CARB**	**PRO**
			g	g	g
			g	g	g
			g	g	g
			g	g	g
			g	g	g
	SNACK	**CAL**	**FAT**	**CARB**	**PRO**
			g	g	g
			g	g	g
			g	g	g

NOTES: TOTALS

WATER (8-12 oz. per serving)

Day 139 (Date:___/___/_____)

TIME	BREAKFAST	CAL	FAT	CARB	PRO
			g	g	g
			g	g	g
			g	g	g
			g	g	g
	SNACK	CAL	FAT	CARB	PRO
			g	g	g
			g	g	g
			g	g	g
	LUNCH	CAL	FAT	CARB	PRO
			g	g	g
			g	g	g
			g	g	g
			g	g	g
			g	g	g
	SNACK	CAL	FAT	CARB	PRO
			g	g	g
			g	g	g
			g	g	g
	DINNER	CAL	FAT	CARB	PRO
			g	g	g
			g	g	g
			g	g	g
			g	g	g
			g	g	g
	SNACK	CAL	FAT	CARB	PRO
			g	g	g
			g	g	g
			g	g	g

NOTES: TOTALS

WATER (8-12 oz. per serving)

Day 140 (Date:___/___/_____)

TIME	BREAKFAST	CAL	FAT	CARB	PRO
			g	g	g
			g	g	g
			g	g	g
			g	g	g
	SNACK	CAL	FAT	CARB	PRO
			g	g	g
			g	g	g
			g	g	g
	LUNCH	CAL	FAT	CARB	PRO
			g	g	g
			g	g	g
			g	g	g
			g	g	g
			g	g	g
	SNACK	CAL	FAT	CARB	PRO
			g	g	g
			g	g	g
			g	g	g
	DINNER	CAL	FAT	CARB	PRO
			g	g	g
			g	g	g
			g	g	g
			g	g	g
			g	g	g
	SNACK	CAL	FAT	CARB	PRO
			g	g	g
			g	g	g
			g	g	g

NOTES: TOTALS

WATER (8-12 oz. per serving)

TIME	BREAKFAST	CAL	FAT	CARB	PRO
			g	g	g
			g	g	g
			g	g	g
			g	g	g
	SNACK	CAL	FAT	CARB	PRO
			g	g	g
			g	g	g
			g	g	g
	LUNCH	CAL	FAT	CARB	PRO
			g	g	g
			g	g	g
			g	g	g
			g	g	g
			g	g	g
	SNACK	CAL	FAT	CARB	PRO
			g	g	g
			g	g	g
			g	g	g
	DINNER	CAL	FAT	CARB	PRO
			g	g	g
			g	g	g
			g	g	g
			g	g	g
			g	g	g
	SNACK	CAL	FAT	CARB	PRO
			g	g	g
			g	g	g
			g	g	g

NOTES: TOTALS

WATER (8-12 oz. per serving)

Day 142 (Date:___/___/_____)

TIME	BREAKFAST	CAL	FAT	CARB	PRO
			g	g	g
			g	g	g
			g	g	g
			g	g	g
	SNACK	CAL	FAT	CARB	PRO
			g	g	g
			g	g	g
			g	g	g
	LUNCH	CAL	FAT	CARB	PRO
			g	g	g
			g	g	g
			g	g	g
			g	g	g
			g	g	g
	SNACK	CAL	FAT	CARB	PRO
			g	g	g
			g	g	g
			g	g	g
	DINNER	CAL	FAT	CARB	PRO
			g	g	g
			g	g	g
			g	g	g
			g	g	g
			g	g	g
	SNACK	CAL	FAT	CARB	PRO
			g	g	g
			g	g	g
			g	g	g

NOTES: TOTALS

WATER (8-12 oz. per serving)

Day 143 (Date:___/___/_____)

TIME	BREAKFAST	CAL	FAT	CARB	PRO
			g	g	g
			g	g	g
			g	g	g
			g	g	g
	SNACK	CAL	FAT	CARB	PRO
			g	g	g
			g	g	g
			g	g	g
	LUNCH	CAL	FAT	CARB	PRO
			g	g	g
			g	g	g
			g	g	g
			g	g	g
			g	g	g
	SNACK	CAL	FAT	CARB	PRO
			g	g	g
			g	g	g
			g	g	g
	DINNER	CAL	FAT	CARB	PRO
			g	g	g
			g	g	g
			g	g	g
			g	g	g
			g	g	g
	SNACK	CAL	FAT	CARB	PRO
			g	g	g
			g	g	g
			g	g	g

NOTES: TOTALS

WATER (8-12 oz. per serving)

Day 144 (Date:___/___/_____)

TIME	BREAKFAST	CAL	FAT	CARB	PRO
			g	g	g
			g	g	g
			g	g	g
			g	g	g
	SNACK	**CAL**	**FAT**	**CARB**	**PRO**
			g	g	g
			g	g	g
			g	g	g
	LUNCH	**CAL**	**FAT**	**CARB**	**PRO**
			g	g	g
			g	g	g
			g	g	g
			g	g	g
			g	g	g
	SNACK	**CAL**	**FAT**	**CARB**	**PRO**
			g	g	g
			g	g	g
			g	g	g
	DINNER	**CAL**	**FAT**	**CARB**	**PRO**
			g	g	g
			g	g	g
			g	g	g
			g	g	g
			g	g	g
	SNACK	**CAL**	**FAT**	**CARB**	**PRO**
			g	g	g
			g	g	g
			g	g	g

NOTES: TOTALS

WATER (8-12 oz. per serving)

Day 145 (Date:___/___/_____)

TIME	BREAKFAST	CAL	FAT	CARB	PRO
			g	g	g
			g	g	g
			g	g	g
			g	g	g
	SNACK	CAL	FAT	CARB	PRO
			g	g	g
			g	g	g
			g	g	g
	LUNCH	CAL	FAT	CARB	PRO
			g	g	g
			g	g	g
			g	g	g
			g	g	g
			g	g	g
	SNACK	CAL	FAT	CARB	PRO
			g	g	g
			g	g	g
			g	g	g
	DINNER	CAL	FAT	CARB	PRO
			g	g	g
			g	g	g
			g	g	g
			g	g	g
			g	g	g
	SNACK	CAL	FAT	CARB	PRO
			g	g	g
			g	g	g
			g	g	g

NOTES: TOTALS

WATER (8-12 oz. per serving)

Day 146 (Date:___/___/_____)

TIME	BREAKFAST	CAL	FAT	CARB	PRO
			g	g	g
			g	g	g
			g	g	g
			g	g	g
	SNACK	CAL	FAT	CARB	PRO
			g	g	g
			g	g	g
			g	g	g
	LUNCH	CAL	FAT	CARB	PRO
			g	g	g
			g	g	g
			g	g	g
			g	g	g
			g	g	g
	SNACK	CAL	FAT	CARB	PRO
			g	g	g
			g	g	g
			g	g	g
	DINNER	CAL	FAT	CARB	PRO
			g	g	g
			g	g	g
			g	g	g
			g	g	g
			g	g	g
	SNACK	CAL	FAT	CARB	PRO
			g	g	g
			g	g	g
			g	g	g
NOTES:		TOTALS			

WATER (8-12 oz. per serving)

Day 147 (Date:___/___/_____)

TIME	BREAKFAST	CAL	FAT	CARB	PRO
			g	g	g
			g	g	g
			g	g	g
			g	g	g
	SNACK	**CAL**	**FAT**	**CARB**	**PRO**
			g	g	g
			g	g	g
			g	g	g
	LUNCH	**CAL**	**FAT**	**CARB**	**PRO**
			g	g	g
			g	g	g
			g	g	g
			g	g	g
			g	g	g
	SNACK	**CAL**	**FAT**	**CARB**	**PRO**
			g	g	g
			g	g	g
			g	g	g
	DINNER	**CAL**	**FAT**	**CARB**	**PRO**
			g	g	g
			g	g	g
			g	g	g
			g	g	g
			g	g	g
	SNACK	**CAL**	**FAT**	**CARB**	**PRO**
			g	g	g
			g	g	g
			g	g	g
NOTES:		TOTALS			

WATER (8-12 oz. per serving)

Day 148 (Date:___/___/_____)

TIME	BREAKFAST	CAL	FAT	CARB	PRO
			g	g	g
			g	g	g
			g	g	g
			g	g	g
	SNACK	CAL	FAT	CARB	PRO
			g	g	g
			g	g	g
			g	g	g
	LUNCH	CAL	FAT	CARB	PRO
			g	g	g
			g	g	g
			g	g	g
			g	g	g
			g	g	g
	SNACK	CAL	FAT	CARB	PRO
			g	g	g
			g	g	g
			g	g	g
	DINNER	CAL	FAT	CARB	PRO
			g	g	g
			g	g	g
			g	g	g
			g	g	g
			g	g	g
	SNACK	CAL	FAT	CARB	PRO
			g	g	g
			g	g	g
			g	g	g

NOTES:

TOTALS

WATER (8-12 oz. per serving)

Day 149 (Date:___/___/_____)

TIME	BREAKFAST	CAL	FAT	CARB	PRO
			g	g	g
			g	g	g
			g	g	g
			g	g	g
	SNACK	CAL	FAT	CARB	PRO
			g	g	g
			g	g	g
			g	g	g
	LUNCH	CAL	FAT	CARB	PRO
			g	g	g
			g	g	g
			g	g	g
			g	g	g
			g	g	g
	SNACK	CAL	FAT	CARB	PRO
			g	g	g
			g	g	g
			g	g	g
	DINNER	CAL	FAT	CARB	PRO
			g	g	g
			g	g	g
			g	g	g
			g	g	g
			g	g	g
	SNACK	CAL	FAT	CARB	PRO
			g	g	g
			g	g	g
			g	g	g
NOTES:	TOTALS				

WATER (8-12 oz. per serving)

Day 150 (Date:___/___/_____)

TIME	BREAKFAST	CAL	FAT	CARB	PRO
			g	g	g
			g	g	g
			g	g	g
			g	g	g
	SNACK	**CAL**	**FAT**	**CARB**	**PRO**
			g	g	g
			g	g	g
			g	g	g
	LUNCH	**CAL**	**FAT**	**CARB**	**PRO**
			g	g	g
			g	g	g
			g	g	g
			g	g	g
			g	g	g
	SNACK	**CAL**	**FAT**	**CARB**	**PRO**
			g	g	g
			g	g	g
			g	g	g
	DINNER	**CAL**	**FAT**	**CARB**	**PRO**
			g	g	g
			g	g	g
			g	g	g
			g	g	g
			g	g	g
	SNACK	**CAL**	**FAT**	**CARB**	**PRO**
			g	g	g
			g	g	g
			g	g	g

NOTES: TOTALS

WATER (8-12 oz. per serving)

Day 151 (Date:___/___/_____)

TIME	BREAKFAST	CAL	FAT	CARB	PRO
			g	g	g
			g	g	g
			g	g	g
			g	g	g
	SNACK	CAL	FAT	CARB	PRO
			g	g	g
			g	g	g
			g	g	g
	LUNCH	CAL	FAT	CARB	PRO
			g	g	g
			g	g	g
			g	g	g
			g	g	g
			g	g	g
	SNACK	CAL	FAT	CARB	PRO
			g	g	g
			g	g	g
			g	g	g
	DINNER	CAL	FAT	CARB	PRO
			g	g	g
			g	g	g
			g	g	g
			g	g	g
			g	g	g
	SNACK	CAL	FAT	CARB	PRO
			g	g	g
			g	g	g
			g	g	g

NOTES: TOTALS

WATER (8-12 oz. per serving)

Day 152 (Date:___/___/_____)

TIME	BREAKFAST	CAL	FAT	CARB	PRO
			g	g	g
			g	g	g
			g	g	g
			g	g	g
	SNACK	CAL	FAT	CARB	PRO
			g	g	g
			g	g	g
			g	g	g
	LUNCH	CAL	FAT	CARB	PRO
			g	g	g
			g	g	g
			g	g	g
			g	g	g
			g	g	g
	SNACK	CAL	FAT	CARB	PRO
			g	g	g
			g	g	g
			g	g	g
	DINNER	CAL	FAT	CARB	PRO
			g	g	g
			g	g	g
			g	g	g
			g	g	g
			g	g	g
	SNACK	CAL	FAT	CARB	PRO
			g	g	g
			g	g	g
			g	g	g

NOTES: TOTALS

WATER (8-12 oz. per serving)

Day 153 (Date:___/___/_____)

TIME	BREAKFAST	CAL	FAT	CARB	PRO
			g	g	g
			g	g	g
			g	g	g
			g	g	g
	SNACK	CAL	FAT	CARB	PRO
			g	g	g
			g	g	g
			g	g	g
	LUNCH	CAL	FAT	CARB	PRO
			g	g	g
			g	g	g
			g	g	g
			g	g	g
			g	g	g
	SNACK	CAL	FAT	CARB	PRO
			g	g	g
			g	g	g
			g	g	g
	DINNER	CAL	FAT	CARB	PRO
			g	g	g
			g	g	g
			g	g	g
			g	g	g
			g	g	g
	SNACK	CAL	FAT	CARB	PRO
			g	g	g
			g	g	g
			g	g	g

NOTES: TOTALS

WATER (8-12 oz. per serving)

Day 154 (Date:___/___/_____)

TIME	BREAKFAST	CAL	FAT	CARB	PRO
			g	g	g
			g	g	g
			g	g	g
			g	g	g
	SNACK	CAL	FAT	CARB	PRO
			g	g	g
			g	g	g
			g	g	g
	LUNCH	CAL	FAT	CARB	PRO
			g	g	g
			g	g	g
			g	g	g
			g	g	g
			g	g	g
	SNACK	CAL	FAT	CARB	PRO
			g	g	g
			g	g	g
			g	g	g
	DINNER	CAL	FAT	CARB	PRO
			g	g	g
			g	g	g
			g	g	g
			g	g	g
			g	g	g
	SNACK	CAL	FAT	CARB	PRO
			g	g	g
			g	g	g
			g	g	g

NOTES: TOTALS

WATER (8-12 oz. per serving)

Day 155 (Date:___/___/_____)

TIME	BREAKFAST	CAL	FAT	CARB	PRO
			g	g	g
			g	g	g
			g	g	g
			g	g	g
	SNACK	CAL	FAT	CARB	PRO
			g	g	g
			g	g	g
			g	g	g
	LUNCH	CAL	FAT	CARB	PRO
			g	g	g
			g	g	g
			g	g	g
			g	g	g
			g	g	g
	SNACK	CAL	FAT	CARB	PRO
			g	g	g
			g	g	g
			g	g	g
	DINNER	CAL	FAT	CARB	PRO
			g	g	g
			g	g	g
			g	g	g
			g	g	g
			g	g	g
	SNACK	CAL	FAT	CARB	PRO
			g	g	g
			g	g	g
			g	g	g

NOTES: TOTALS

WATER (8-12 oz. per serving)

Day 156 (Date:___/___/_____)

TIME	BREAKFAST	CAL	FAT	CARB	PRO
			g	g	g
			g	g	g
			g	g	g
			g	g	g
	SNACK	**CAL**	**FAT**	**CARB**	**PRO**
			g	g	g
			g	g	g
			g	g	g
	LUNCH	**CAL**	**FAT**	**CARB**	**PRO**
			g	g	g
			g	g	g
			g	g	g
			g	g	g
			g	g	g
	SNACK	**CAL**	**FAT**	**CARB**	**PRO**
			g	g	g
			g	g	g
			g	g	g
	DINNER	**CAL**	**FAT**	**CARB**	**PRO**
			g	g	g
			g	g	g
			g	g	g
			g	g	g
			g	g	g
	SNACK	**CAL**	**FAT**	**CARB**	**PRO**
			g	g	g
			g	g	g
			g	g	g

NOTES: TOTALS

WATER (8-12 oz. per serving)

Day 157 (Date:___/___/_____)

TIME	BREAKFAST	CAL	FAT	CARB	PRO
			g	g	g
			g	g	g
			g	g	g
			g	g	g
	SNACK	CAL	FAT	CARB	PRO
			g	g	g
			g	g	g
			g	g	g
	LUNCH	CAL	FAT	CARB	PRO
			g	g	g
			g	g	g
			g	g	g
			g	g	g
			g	g	g
	SNACK	CAL	FAT	CARB	PRO
			g	g	g
			g	g	g
			g	g	g
	DINNER	CAL	FAT	CARB	PRO
			g	g	g
			g	g	g
			g	g	g
			g	g	g
			g	g	g
	SNACK	CAL	FAT	CARB	PRO
			g	g	g
			g	g	g
			g	g	g

NOTES: TOTALS

WATER (8-12 oz. per serving)

Day 158 (Date:___/___/_____)

TIME	BREAKFAST	CAL	FAT	CARB	PRO
			g	g	g
			g	g	g
			g	g	g
			g	g	g
	SNACK	CAL	FAT	CARB	PRO
			g	g	g
			g	g	g
			g	g	g
	LUNCH	CAL	FAT	CARB	PRO
			g	g	g
			g	g	g
			g	g	g
			g	g	g
			g	g	g
	SNACK	CAL	FAT	CARB	PRO
			g	g	g
			g	g	g
			g	g	g
	DINNER	CAL	FAT	CARB	PRO
			g	g	g
			g	g	g
			g	g	g
			g	g	g
			g	g	g
	SNACK	CAL	FAT	CARB	PRO
			g	g	g
			g	g	g
			g	g	g

NOTES: TOTALS

WATER (8-12 oz. per serving)

Day 159 (Date:___/___/_____)

TIME	BREAKFAST	CAL	FAT	CARB	PRO
			g	g	g
			g	g	g
			g	g	g
			g	g	g
	SNACK	CAL	FAT	CARB	PRO
			g	g	g
			g	g	g
			g	g	g
	LUNCH	CAL	FAT	CARB	PRO
			g	g	g
			g	g	g
			g	g	g
			g	g	g
			g	g	g
	SNACK	CAL	FAT	CARB	PRO
			g	g	g
			g	g	g
			g	g	g
	DINNER	CAL	FAT	CARB	PRO
			g	g	g
			g	g	g
			g	g	g
			g	g	g
			g	g	g
	SNACK	CAL	FAT	CARB	PRO
			g	g	g
			g	g	g
			g	g	g

NOTES: TOTALS

WATER (8-12 oz. per serving)

Day 160 (Date:___/___/_____)

TIME	BREAKFAST	CAL	FAT	CARB	PRO
			g	g	g
			g	g	g
			g	g	g
			g	g	g
	SNACK	CAL	FAT	CARB	PRO
			g	g	g
			g	g	g
			g	g	g
	LUNCH	CAL	FAT	CARB	PRO
			g	g	g
			g	g	g
			g	g	g
			g	g	g
			g	g	g
	SNACK	CAL	FAT	CARB	PRO
			g	g	g
			g	g	g
			g	g	g
	DINNER	CAL	FAT	CARB	PRO
			g	g	g
			g	g	g
			g	g	g
			g	g	g
			g	g	g
	SNACK	CAL	FAT	CARB	PRO
			g	g	g
			g	g	g
			g	g	g

NOTES: TOTALS

WATER (8-12 oz. per serving)

Day 161 (Date:___/___/_____)

TIME	BREAKFAST	CAL	FAT	CARB	PRO
			g	g	g
			g	g	g
			g	g	g
			g	g	g
	SNACK	CAL	FAT	CARB	PRO
			g	g	g
			g	g	g
			g	g	g
	LUNCH	CAL	FAT	CARB	PRO
			g	g	g
			g	g	g
			g	g	g
			g	g	g
			g	g	g
	SNACK	CAL	FAT	CARB	PRO
			g	g	g
			g	g	g
			g	g	g
	DINNER	CAL	FAT	CARB	PRO
			g	g	g
			g	g	g
			g	g	g
			g	g	g
			g	g	g
	SNACK	CAL	FAT	CARB	PRO
			g	g	g
			g	g	g
			g	g	g

NOTES: TOTALS

WATER (8-12 oz. per serving)

Day 162 (Date:___/___/_____)

TIME	BREAKFAST	CAL	FAT	CARB	PRO
			g	g	g
			g	g	g
			g	g	g
			g	g	g
	SNACK	CAL	FAT	CARB	PRO
			g	g	g
			g	g	g
			g	g	g
	LUNCH	CAL	FAT	CARB	PRO
			g	g	g
			g	g	g
			g	g	g
			g	g	g
			g	g	g
	SNACK	CAL	FAT	CARB	PRO
			g	g	g
			g	g	g
			g	g	g
	DINNER	CAL	FAT	CARB	PRO
			g	g	g
			g	g	g
			g	g	g
			g	g	g
			g	g	g
	SNACK	CAL	FAT	CARB	PRO
			g	g	g
			g	g	g
			g	g	g

NOTES: TOTALS

WATER (8-12 oz. per serving)

Day 163 (Date:___/___/_____)

TIME	BREAKFAST	CAL	FAT	CARB	PRO
			g	g	g
			g	g	g
			g	g	g
			g	g	g
	SNACK	CAL	FAT	CARB	PRO
			g	g	g
			g	g	g
			g	g	g
	LUNCH	CAL	FAT	CARB	PRO
			g	g	g
			g	g	g
			g	g	g
			g	g	g
			g	g	g
	SNACK	CAL	FAT	CARB	PRO
			g	g	g
			g	g	g
			g	g	g
	DINNER	CAL	FAT	CARB	PRO
			g	g	g
			g	g	g
			g	g	g
			g	g	g
			g	g	g
	SNACK	CAL	FAT	CARB	PRO
			g	g	g
			g	g	g
			g	g	g

NOTES: TOTALS

WATER (8-12 oz. per serving)

Day 164 (Date:___/___/_____)

TIME	BREAKFAST	CAL	FAT	CARB	PRO
			g	g	g
			g	g	g
			g	g	g
			g	g	g
	SNACK	CAL	FAT	CARB	PRO
			g	g	g
			g	g	g
			g	g	g
	LUNCH	CAL	FAT	CARB	PRO
			g	g	g
			g	g	g
			g	g	g
			g	g	g
			g	g	g
	SNACK	CAL	FAT	CARB	PRO
			g	g	g
			g	g	g
			g	g	g
	DINNER	CAL	FAT	CARB	PRO
			g	g	g
			g	g	g
			g	g	g
			g	g	g
			g	g	g
	SNACK	CAL	FAT	CARB	PRO
			g	g	g
			g	g	g
			g	g	g

NOTES:

TOTALS

WATER (8-12 oz. per serving)

Day 165 (Date:___/___/_____)

TIME	BREAKFAST	CAL	FAT	CARB	PRO
			g	g	g
			g	g	g
			g	g	g
			g	g	g
	SNACK	CAL	FAT	CARB	PRO
			g	g	g
			g	g	g
			g	g	g
	LUNCH	CAL	FAT	CARB	PRO
			g	g	g
			g	g	g
			g	g	g
			g	g	g
			g	g	g
	SNACK	CAL	FAT	CARB	PRO
			g	g	g
			g	g	g
			g	g	g
	DINNER	CAL	FAT	CARB	PRO
			g	g	g
			g	g	g
			g	g	g
			g	g	g
			g	g	g
	SNACK	CAL	FAT	CARB	PRO
			g	g	g
			g	g	g
			g	g	g

NOTES: TOTALS

WATER (8-12 oz. per serving)

Day 166 (Date:___/___/_____)

TIME	BREAKFAST	CAL	FAT	CARB	PRO
			g	g	g
			g	g	g
			g	g	g
			g	g	g
	SNACK	**CAL**	**FAT**	**CARB**	**PRO**
			g	g	g
			g	g	g
			g	g	g
	LUNCH	**CAL**	**FAT**	**CARB**	**PRO**
			g	g	g
			g	g	g
			g	g	g
			g	g	g
			g	g	g
	SNACK	**CAL**	**FAT**	**CARB**	**PRO**
			g	g	g
			g	g	g
			g	g	g
	DINNER	**CAL**	**FAT**	**CARB**	**PRO**
			g	g	g
			g	g	g
			g	g	g
			g	g	g
			g	g	g
	SNACK	**CAL**	**FAT**	**CARB**	**PRO**
			g	g	g
			g	g	g
			g	g	g

NOTES: TOTALS

WATER (8-12 oz. per serving)

Day 167 (Date:___/___/_____)

TIME	BREAKFAST	CAL	FAT	CARB	PRO
			g	g	g
			g	g	g
			g	g	g
			g	g	g
	SNACK	CAL	FAT	CARB	PRO
			g	g	g
			g	g	g
			g	g	g
	LUNCH	CAL	FAT	CARB	PRO
			g	g	g
			g	g	g
			g	g	g
			g	g	g
			g	g	g
	SNACK	CAL	FAT	CARB	PRO
			g	g	g
			g	g	g
			g	g	g
	DINNER	CAL	FAT	CARB	PRO
			g	g	g
			g	g	g
			g	g	g
			g	g	g
			g	g	g
	SNACK	CAL	FAT	CARB	PRO
			g	g	g
			g	g	g
			g	g	g

NOTES: TOTALS

WATER (8-12 oz. per serving)

Day 168 (Date:___/___/_____)

TIME	BREAKFAST	CAL	FAT	CARB	PRO
			g	g	g
			g	g	g
			g	g	g
			g	g	g
	SNACK	**CAL**	**FAT**	**CARB**	**PRO**
			g	g	g
			g	g	g
			g	g	g
	LUNCH	**CAL**	**FAT**	**CARB**	**PRO**
			g	g	g
			g	g	g
			g	g	g
			g	g	g
			g	g	g
	SNACK	**CAL**	**FAT**	**CARB**	**PRO**
			g	g	g
			g	g	g
			g	g	g
	DINNER	**CAL**	**FAT**	**CARB**	**PRO**
			g	g	g
			g	g	g
			g	g	g
			g	g	g
			g	g	g
	SNACK	**CAL**	**FAT**	**CARB**	**PRO**
			g	g	g
			g	g	g
			g	g	g

NOTES:

TOTALS

WATER (8-12 oz. per serving)

Day 169 (Date:___/___/_____)

TIME	BREAKFAST	CAL	FAT	CARB	PRO
			g	g	g
			g	g	g
			g	g	g
			g	g	g
	SNACK	CAL	FAT	CARB	PRO
			g	g	g
			g	g	g
			g	g	g
	LUNCH	CAL	FAT	CARB	PRO
			g	g	g
			g	g	g
			g	g	g
			g	g	g
			g	g	g
	SNACK	CAL	FAT	CARB	PRO
			g	g	g
			g	g	g
			g	g	g
	DINNER	CAL	FAT	CARB	PRO
			g	g	g
			g	g	g
			g	g	g
			g	g	g
			g	g	g
	SNACK	CAL	FAT	CARB	PRO
			g	g	g
			g	g	g
			g	g	g

NOTES: TOTALS

WATER (8-12 oz. per serving)

Day 170 (Date:___/___/_____)

TIME	BREAKFAST	CAL	FAT	CARB	PRO
			g	g	g
			g	g	g
			g	g	g
			g	g	g
	SNACK	**CAL**	**FAT**	**CARB**	**PRO**
			g	g	g
			g	g	g
			g	g	g
	LUNCH	**CAL**	**FAT**	**CARB**	**PRO**
			g	g	g
			g	g	g
			g	g	g
			g	g	g
			g	g	g
	SNACK	**CAL**	**FAT**	**CARB**	**PRO**
			g	g	g
			g	g	g
			g	g	g
	DINNER	**CAL**	**FAT**	**CARB**	**PRO**
			g	g	g
			g	g	g
			g	g	g
			g	g	g
			g	g	g
	SNACK	**CAL**	**FAT**	**CARB**	**PRO**
			g	g	g
			g	g	g
			g	g	g
NOTES:	TOTALS				

WATER (8-12 oz. per serving)

Day 171 (Date:___/___/_____)

TIME	BREAKFAST	CAL	FAT	CARB	PRO
			g	g	g
			g	g	g
			g	g	g
			g	g	g
	SNACK	CAL	FAT	CARB	PRO
			g	g	g
			g	g	g
			g	g	g
	LUNCH	CAL	FAT	CARB	PRO
			g	g	g
			g	g	g
			g	g	g
			g	g	g
			g	g	g
	SNACK	CAL	FAT	CARB	PRO
			g	g	g
			g	g	g
			g	g	g
	DINNER	CAL	FAT	CARB	PRO
			g	g	g
			g	g	g
			g	g	g
			g	g	g
			g	g	g
	SNACK	CAL	FAT	CARB	PRO
			g	g	g
			g	g	g
			g	g	g

NOTES: TOTALS

WATER (8-12 oz. per serving)

Day 172 (Date:___/___/_____)

TIME	BREAKFAST	CAL	FAT	CARB	PRO
			g	g	g
			g	g	g
			g	g	g
			g	g	g
	SNACK	**CAL**	**FAT**	**CARB**	**PRO**
			g	g	g
			g	g	g
			g	g	g
	LUNCH	**CAL**	**FAT**	**CARB**	**PRO**
			g	g	g
			g	g	g
			g	g	g
			g	g	g
			g	g	g
	SNACK	**CAL**	**FAT**	**CARB**	**PRO**
			g	g	g
			g	g	g
			g	g	g
	DINNER	**CAL**	**FAT**	**CARB**	**PRO**
			g	g	g
			g	g	g
			g	g	g
			g	g	g
			g	g	g
	SNACK	**CAL**	**FAT**	**CARB**	**PRO**
			g	g	g
			g	g	g
			g	g	g

NOTES: TOTALS

WATER (8-12 oz. per serving)

Day 173 (Date:___/___/_____)

TIME	BREAKFAST	CAL	FAT	CARB	PRO
			g	g	g
			g	g	g
			g	g	g
			g	g	g
	SNACK	CAL	FAT	CARB	PRO
			g	g	g
			g	g	g
			g	g	g
	LUNCH	CAL	FAT	CARB	PRO
			g	g	g
			g	g	g
			g	g	g
			g	g	g
			g	g	g
	SNACK	CAL	FAT	CARB	PRO
			g	g	g
			g	g	g
			g	g	g
	DINNER	CAL	FAT	CARB	PRO
			g	g	g
			g	g	g
			g	g	g
			g	g	g
			g	g	g
	SNACK	CAL	FAT	CARB	PRO
			g	g	g
			g	g	g
			g	g	g

NOTES: TOTALS

WATER (8-12 oz. per serving)

Day 174 (Date:___/___/_____)

TIME	BREAKFAST	CAL	FAT	CARB	PRO
			g	g	g
			g	g	g
			g	g	g
			g	g	g
	SNACK	**CAL**	**FAT**	**CARB**	**PRO**
			g	g	g
			g	g	g
			g	g	g
	LUNCH	**CAL**	**FAT**	**CARB**	**PRO**
			g	g	g
			g	g	g
			g	g	g
			g	g	g
			g	g	g
	SNACK	**CAL**	**FAT**	**CARB**	**PRO**
			g	g	g
			g	g	g
			g	g	g
	DINNER	**CAL**	**FAT**	**CARB**	**PRO**
			g	g	g
			g	g	g
			g	g	g
			g	g	g
			g	g	g
	SNACK	**CAL**	**FAT**	**CARB**	**PRO**
			g	g	g
			g	g	g
			g	g	g

NOTES: TOTALS

WATER (8-12 oz. per serving)

Day 175 (Date:___/___/_____)

TIME	BREAKFAST	CAL	FAT	CARB	PRO
			g	g	g
			g	g	g
			g	g	g
			g	g	g
	SNACK	CAL	FAT	CARB	PRO
			g	g	g
			g	g	g
			g	g	g
	LUNCH	CAL	FAT	CARB	PRO
			g	g	g
			g	g	g
			g	g	g
			g	g	g
			g	g	g
	SNACK	CAL	FAT	CARB	PRO
			g	g	g
			g	g	g
			g	g	g
	DINNER	CAL	FAT	CARB	PRO
			g	g	g
			g	g	g
			g	g	g
			g	g	g
			g	g	g
	SNACK	CAL	FAT	CARB	PRO
			g	g	g
			g	g	g
			g	g	g
NOTES:	TOTALS				

WATER (8-12 oz. per serving)

Day 176 (Date:___/___/_____)

TIME	BREAKFAST	CAL	FAT	CARB	PRO
			g	g	g
			g	g	g
			g	g	g
			g	g	g
	SNACK	CAL	FAT	CARB	PRO
			g	g	g
			g	g	g
			g	g	g
	LUNCH	CAL	FAT	CARB	PRO
			g	g	g
			g	g	g
			g	g	g
			g	g	g
			g	g	g
	SNACK	CAL	FAT	CARB	PRO
			g	g	g
			g	g	g
			g	g	g
	DINNER	CAL	FAT	CARB	PRO
			g	g	g
			g	g	g
			g	g	g
			g	g	g
			g	g	g
	SNACK	CAL	FAT	CARB	PRO
			g	g	g
			g	g	g
			g	g	g

NOTES: TOTALS

WATER (8-12 oz. per serving)

Day 177 (Date:___/___/_____)

TIME	BREAKFAST	CAL.	FAT	CARB	PRO
			g	g	g
			g	g	g
			g	g	g
	SNACK	CAL	FAT	CARB	PRO
			g	g	g
			g	g	g
			g	g	g
	LUNCH	CAL	FAT	CARB	PRO
			g	g	g
			g	g	g
			g	g	g
			g	g	g
			g	g	g
	SNACK	CAL	FAT	CARB	PRO
			g	g	g
			g	g	g
			g	g	g
	DINNER	CAL	FAT	CARB	PRO
			g	g	g
			g	g	g
			g	g	g
			g	g	g
			g	g	g
	SNACK	CAL	FAT	CARB	PRO
			g	g	g
			g	g	g
			g	g	g

NOTES:

TOTALS

WATER (8-12 oz. per serving)

Day 178 (Date:___/___/_____)

TIME	BREAKFAST	CAL	FAT	CARB	PRO
			g	g	g
			g	g	g
			g	g	g
			g	g	g
	SNACK	CAL	FAT	CARB	PRO
			g	g	g
			g	g	g
			g	g	g
	LUNCH	CAL	FAT	CARB	PRO
			g	g	g
			g	g	g
			g	g	g
			g	g	g
			g	g	g
	SNACK	CAL	FAT	CARB	PRO
			g	g	g
			g	g	g
			g	g	g
	DINNER	CAL	FAT	CARB	PRO
			g	g	g
			g	g	g
			g	g	g
			g	g	g
			g	g	g
	SNACK	CAL	FAT	CARB	PRO
			g	g	g
			g	g	g
			g	g	g

NOTES:　　　　　　　　　　　TOTALS

WATER (8-12 oz. per serving)

Day 179 (Date:___/___/_____)

TIME	BREAKFAST	CAL	FAT	CARB	PRO
			g	g	g
			g	g	g
			g	g	g
			g	g	g

TIME	SNACK	CAL	FAT	CARB	PRO
			g	g	g
			g	g	g
			g	g	g

TIME	LUNCH	CAL	FAT	CARB	PRO
			g	g	g
			g	g	g
			g	g	g
			g	g	g
			g	g	g

TIME	SNACK	CAL	FAT	CARB	PRO
			g	g	g
			g	g	g
			g	g	g

TIME	DINNER	CAL	FAT	CARB	PRO
			g	g	g
			g	g	g
			g	g	g
			g	g	g
			g	g	g

TIME	SNACK	CAL	FAT	CARB	PRO
			g	g	g
			g	g	g
			g	g	g

NOTES: TOTALS

WATER (8-12 oz. per serving)

Day 180 (Date:___/___/_____)

TIME	BREAKFAST	CAL	FAT	CARB	PRO
			g	g	g
			g	g	g
			g	g	g
			g	g	g
	SNACK	CAL	FAT	CARB	PRO
			g	g	g
			g	g	g
			g	g	g
	LUNCH	CAL	FAT	CARB	PRO
			g	g	g
			g	g	g
			g	g	g
			g	g	g
			g	g	g
	SNACK	CAL	FAT	CARB	PRO
			g	g	g
			g	g	g
			g	g	g
	DINNER	CAL	FAT	CARB	PRO
			g	g	g
			g	g	g
			g	g	g
			g	g	g
			g	g	g
	SNACK	CAL	FAT	CARB	PRO
			g	g	g
			g	g	g
			g	g	g

NOTES: TOTALS

WATER (8-12 oz. per serving)

Day 181 (Date:___/___/_____)

TIME	BREAKFAST	CAL	FAT	CARB	PRO
			g	g	g
			g	g	g
			g	g	g
			g	g	g
	SNACK	**CAL**	**FAT**	**CARB**	**PRO**
			g	g	g
			g	g	g
			g	g	g
	LUNCH	**CAL**	**FAT**	**CARB**	**PRO**
			g	g	g
			g	g	g
			g	g	g
			g	g	g
			g	g	g
	SNACK	**CAL**	**FAT**	**CARB**	**PRO**
			g	g	g
			g	g	g
			g	g	g
	DINNER	**CAL**	**FAT**	**CARB**	**PRO**
			g	g	g
			g	g	g
			g	g	g
			g	g	g
			g	g	g
	SNACK	**CAL**	**FAT**	**CARB**	**PRO**
			g	g	g
			g	g	g
			g	g	g

NOTES: TOTALS

WATER (8-12 oz. per serving)

Day 182 (Date:___/___/_____)

TIME	BREAKFAST	CAL	FAT	CARB	PRO
			g	g	g
			g	g	g
			g	g	g
			g	g	g
	SNACK	CAL	FAT	CARB	PRO
			g	g	g
			g	g	g
			g	g	g
	LUNCH	CAL	FAT	CARB	PRO
			g	g	g
			g	g	g
			g	g	g
			g	g	g
			g	g	g
	SNACK	CAL	FAT	CARB	PRO
			g	g	g
			g	g	g
			g	g	g
	DINNER	CAL	FAT	CARB	PRO
			g	g	g
			g	g	g
			g	g	g
			g	g	g
			g	g	g
	SNACK	CAL	FAT	CARB	PRO
			g	g	g
			g	g	g
			g	g	g

NOTES: TOTALS

WATER (8-12 oz. per serving)

2nd QUARTER NOTES

Day 183 (Date:___/___/_____)

TIME	BREAKFAST	CAL	FAT	CARB	PRO
			g	g	g
			g	g	g
			g	g	g
			g	g	g
	SNACK	CAL	FAT	CARB	PRO
			g	g	g
			g	g	g
			g	g	g
	LUNCH	CAL	FAT	CARB	PRO
			g	g	g
			g	g	g
			g	g	g
			g	g	g
			g	g	g
	SNACK	CAL	FAT	CARB	PRO
			g	g	g
			g	g	g
			g	g	g
	DINNER	CAL	FAT	CARB	PRO
			g	g	g
			g	g	g
			g	g	g
			g	g	g
			g	g	g
	SNACK	CAL	FAT	CARB	PRO
			g	g	g
			g	g	g
			g	g	g

NOTES: TOTALS

WATER (8-12 oz. per serving)

Day 184 (Date:___/___/_____)

TIME	BREAKFAST	CAL	FAT	CARB	PRO
			g	g	g
			g	g	g
			g	g	g
			g	g	g
	SNACK	CAL	FAT	CARB	PRO
			g	g	g
			g	g	g
			g	g	g
	LUNCH	CAL	FAT	CARB	PRO
			g	g	g
			g	g	g
			g	g	g
			g	g	g
			g	g	g
	SNACK	CAL	FAT	CARB	PRO
			g	g	g
			g	g	g
			g	g	g
	DINNER	CAL	FAT	CARB	PRO
			g	g	g
			g	g	g
			g	g	g
			g	g	g
			g	g	g
	SNACK	CAL	FAT	CARB	PRO
			g	g	g
			g	g	g
			g	g	g
NOTES:	TOTALS				

WATER (8-12 oz. per serving)

Day 185 (Date:___/___/_____)

TIME	BREAKFAST	CAL	FAT	CARB	PRO
			g	g	g
			g	g	g
			g	g	g
			g	g	g
	SNACK	CAL	FAT	CARB	PRO
			g	g	g
			g	g	g
			g	g	g
	LUNCH	CAL	FAT	CARB	PRO
			g	g	g
			g	g	g
			g	g	g
			g	g	g
			g	g	g
	SNACK	CAL	FAT	CARB	PRO
			g	g	g
			g	g	g
			g	g	g
	DINNER	CAL	FAT	CARB	PRO
			g	g	g
			g	g	g
			g	g	g
			g	g	g
			g	g	g
	SNACK	CAL	FAT	CARB	PRO
			g	g	g
			g	g	g
			g	g	g

NOTES: TOTALS

WATER (8-12 oz. per serving)

Day 186 (Date:___/___/_____)

TIME	BREAKFAST	CAL	FAT	CARB	PRO
			g	g	g
			g	g	g
			g	g	g
			g	g	g

TIME	SNACK	CAL	FAT	CARB	PRO
			g	g	g
			g	g	g
			g	g	g

TIME	LUNCH	CAL	FAT	CARB	PRO
			g	g	g
			g	g	g
			g	g	g
			g	g	g
			g	g	g

TIME	SNACK	CAL	FAT	CARB	PRO
			g	g	g
			g	g	g
			g	g	g

TIME	DINNER	CAL	FAT	CARB	PRO
			g	g	g
			g	g	g
			g	g	g
			g	g	g
			g	g	g

TIME	SNACK	CAL	FAT	CARB	PRO
			g	g	g
			g	g	g
			g	g	g

NOTES:

TOTALS

WATER (8-12 oz. per serving)

Day 187 (Date:___/___/_____)

TIME	BREAKFAST	CAL	FAT	CARB	PRO
			g	g	g
			g	g	g
			g	g	g
			g	g	g
	SNACK	CAL	FAT	CARB	PRO
			g	g	g
			g	g	g
			g	g	g
	LUNCH	CAL	FAT	CARB	PRO
			g	g	g
			g	g	g
			g	g	g
			g	g	g
			g	g	g
	SNACK	CAL	FAT	CARB	PRO
			g	g	g
			g	g	g
			g	g	g
	DINNER	CAL	FAT	CARB	PRO
			g	g	g
			g	g	g
			g	g	g
			g	g	g
			g	g	g
	SNACK	CAL	FAT	CARB	PRO
			g	g	g
			g	g	g
			g	g	g

NOTES: TOTALS

WATER (8-12 oz. per serving)

Day 188 (Date:___/___/_____)

TIME	BREAKFAST	CAL	FAT	CARB	PRO
			g	g	g
			g	g	g
			g	g	g
			g	g	g
	SNACK	CAL	FAT	CARB	PRO
			g	g	g
			g	g	g
			g	g	g
	LUNCH	CAL	FAT	CARB	PRO
			g	g	g
			g	g	g
			g	g	g
			g	g	g
			g	g	g
	SNACK	CAL	FAT	CARB	PRO
			g	g	g
			g	g	g
			g	g	g
	DINNER	CAL	FAT	CARB	PRO
			g	g	g
			g	g	g
			g	g	g
			g	g	g
			g	g	g
	SNACK	CAL	FAT	CARB	PRO
			g	g	g
			g	g	g
			g	g	g
NOTES:	TOTALS				

WATER (8-12 oz. per serving)

Day 189 (Date:___/___/_____)

TIME	BREAKFAST	CAL	FAT	CARB	PRO
			g	g	g
			g	g	g
			g	g	g
			g	g	g
	SNACK	CAL	FAT	CARB	PRO
			g	g	g
			g	g	g
			g	g	g
	LUNCH	CAL	FAT	CARB	PRO
			g	g	g
			g	g	g
			g	g	g
			g	g	g
			g	g	g
	SNACK	CAL	FAT	CARB	PRO
			g	g	g
			g	g	g
			g	g	g
	DINNER	CAL	FAT	CARB	PRO
			g	g	g
			g	g	g
			g	g	g
			g	g	g
			g	g	g
	SNACK	CAL	FAT	CARB	PRO
			g	g	g
			g	g	g
			g	g	g

NOTES: TOTALS

WATER (8-12 oz. per serving)

Day 190 (Date:___/___/_____)

TIME	BREAKFAST	CAL	FAT	CARB	PRO
			g	g	g
			g	g	g
			g	g	g
			g	g	g
	SNACK	CAL	FAT	CARB	PRO
			g	g	g
			g	g	g
			g	g	g
	LUNCH	CAL	FAT	CARB	PRO
			g	g	g
			g	g	g
			g	g	g
			g	g	g
			g	g	g
	SNACK	CAL	FAT	CARB	PRO
			g	g	g
			g	g	g
			g	g	g
	DINNER	CAL	FAT	CARB	PRO
			g	g	g
			g	g	g
			g	g	g
			g	g	g
			g	g	g
	SNACK	CAL	FAT	CARB	PRO
			g	g	g
			g	g	g
			g	g	g

NOTES: TOTALS

WATER (8-12 oz. per serving)

Day 191 (Date:___/___/_____)

TIME	BREAKFAST	CAL	FAT	CARB	PRO
			g	g	g
			g	g	g
			g	g	g
			g	g	g
	SNACK	CAL	FAT	CARB	PRO
			g	g	g
			g	g	g
			g	g	g
	LUNCH	CAL	FAT	CARB	PRO
			g	g	g
			g	g	g
			g	g	g
			g	g	g
			g	g	g
	SNACK	CAL	FAT	CARB	PRO
			g	g	g
			g	g	g
			g	g	g
	DINNER	CAL	FAT	CARB	PRO
			g	g	g
			g	g	g
			g	g	g
			g	g	g
			g	g	g
	SNACK	CAL	FAT	CARB	PRO
			g	g	g
			g	g	g
			g	g	g

NOTES: TOTALS

WATER (8-12 oz. per serving)

Day 192 (Date:___/___/_____)

TIME	BREAKFAST	CAL	FAT	CARB	PRO
			g	g	g
			g	g	g
			g	g	g
	SNACK	CAL	FAT	CARB	PRO
			g	g	g
			g	g	g
			g	g	g
	LUNCH	CAL	FAT	CARB	PRO
			g	g	g
			g	g	g
			g	g	g
			g	g	g
			g	g	g
	SNACK	CAL	FAT	CARB	PRO
			g	g	g
			g	g	g
			g	g	g
	DINNER	CAL	FAT	CARB	PRO
			g	g	g
			g	g	g
			g	g	g
			g	g	g
			g	g	g
	SNACK	CAL	FAT	CARB	PRO
			g	g	g
			g	g	g
			g	g	g

NOTES: TOTALS

WATER (8-12 oz. per serving)

Day 193 (Date:___/___/_____)

TIME	BREAKFAST	CAL	FAT	CARB	PRO
			g	g	g
			g	g	g
			g	g	g
			g	g	g
	SNACK	**CAL**	**FAT**	**CARB**	**PRO**
			g	g	g
			g	g	g
			g	g	g
	LUNCH	**CAL**	**FAT**	**CARB**	**PRO**
			g	g	g
			g	g	g
			g	g	g
			g	g	g
			g	g	g
	SNACK	**CAL**	**FAT**	**CARB**	**PRO**
			g	g	g
			g	g	g
			g	g	g
	DINNER	**CAL**	**FAT**	**CARB**	**PRO**
			g	g	g
			g	g	g
			g	g	g
			g	g	g
			g	g	g
	SNACK	**CAL**	**FAT**	**CARB**	**PRO**
			g	g	g
			g	g	g
			g	g	g

NOTES: TOTALS

WATER (8-12 oz. per serving)

Day 194 (Date:___/___/_____)

TIME	BREAKFAST	CAL	FAT	CARB	PRO
			g	g	g
			g	g	g
			g	g	g
			g	g	g
	SNACK	CAL	FAT	CARB	PRO
			g	g	g
			g	g	g
			g	g	g
	LUNCH	CAL	FAT	CARB	PRO
			g	g	g
			g	g	g
			g	g	g
			g	g	g
			g	g	g
	SNACK	CAL	FAT	CARB	PRO
			g	g	g
			g	g	g
			g	g	g
	DINNER	CAL	FAT	CARB	PRO
			g	g	g
			g	g	g
			g	g	g
			g	g	g
			g	g	g
	SNACK	CAL	FAT	CARB	PRO
			g	g	g
			g	g	g
			g	g	g

NOTES: TOTALS

WATER (8-12 oz. per serving)

Day 195 (Date:___/___/_____)

TIME	BREAKFAST	CAL	FAT	CARB	PRO
			g	g	g
			g	g	g
			g	g	g
			g	g	g
	SNACK	CAL	FAT	CARB	PRO
			g	g	g
			g	g	g
			g	g	g
	LUNCH	CAL	FAT	CARB	PRO
			g	g	g
			g	g	g
			g	g	g
			g	g	g
			g	g	g
	SNACK	CAL	FAT	CARB	PRO
			g	g	g
			g	g	g
			g	g	g
	DINNER	CAL	FAT	CARB	PRO
			g	g	g
			g	g	g
			g	g	g
			g	g	g
			g	g	g
	SNACK	CAL	FAT	CARB	PRO
			g	g	g
			g	g	g
			g	g	g

NOTES: TOTALS

WATER (8-12 oz. per serving)

Day 196 (Date:___/___/_____)

TIME	BREAKFAST	CAL	FAT	CARB	PRO
			g	g	g
			g	g	g
			g	g	g
			g	g	g
	SNACK	CAL	FAT	CARB	PRO
			g	g	g
			g	g	g
			g	g	g
	LUNCH	CAL	FAT	CARB	PRO
			g	g	g
			g	g	g
			g	g	g
			g	g	g
			g	g	g
	SNACK	CAL	FAT	CARB	PRO
			g	g	g
			g	g	g
			g	g	g
	DINNER	CAL	FAT	CARB	PRO
			g	g	g
			g	g	g
			g	g	g
			g	g	g
			g	g	g
	SNACK	CAL	FAT	CARB	PRO
			g	g	g
			g	g	g
			g	g	g

NOTES: TOTALS

WATER (8-12 oz. per serving)

Day 197 (Date:___/___/_____)

TIME	BREAKFAST	CAL	FAT	CARB	PRO
			g	g	g
			g	g	g
			g	g	g
			g	g	g
	SNACK	CAL	FAT	CARB	PRO
			g	g	g
			g	g	g
			g	g	g
	LUNCH	CAL	FAT	CARB	PRO
			g	g	g
			g	g	g
			g	g	g
			g	g	g
			g	g	g
	SNACK	CAL	FAT	CARB	PRO
			g	g	g
			g	g	g
			g	g	g
	DINNER	CAL	FAT	CARB	PRO
			g	g	g
			g	g	g
			g	g	g
			g	g	g
			g	g	g
	SNACK	CAL	FAT	CARB	PRO
			g	g	g
			g	g	g
			g	g	g

NOTES: TOTALS

WATER (8-12 oz. per serving)

Day 198 (Date:___/___/_____)

TIME	BREAKFAST		CAL	FAT	CARB	PRO
				g	g	g
				g	g	g
				g	g	g
				g	g	g
	SNACK		CAL	FAT	CARB	PRO
				g	g	g
				g	g	g
				g	g	g
	LUNCH		CAL	FAT	CARB	PRO
				g	g	g
				g	g	g
				g	g	g
				g	g	g
				g	g	g
	SNACK		CAL	FAT	CARB	PRO
				g	g	g
				g	g	g
				g	g	g
	DINNER		CAL	FAT	CARB	PRO
				g	g	g
				g	g	g
				g	g	g
				g	g	g
				g	g	g
	SNACK		CAL	FAT	CARB	PRO
				g	g	g
				g	g	g
				g	g	g
NOTES:		TOTALS				

WATER (8-12 oz. per serving)

Day 199 (Date:___/___/_____)

TIME	BREAKFAST	CAL	FAT	CARB	PRO
			g	g	g
			g	g	g
			g	g	g
			g	g	g
	SNACK	CAL	FAT	CARB	PRO
			g	g	g
			g	g	g
			g	g	g
	LUNCH	CAL	FAT	CARB	PRO
			g	g	g
			g	g	g
			g	g	g
			g	g	g
			g	g	g
	SNACK	CAL	FAT	CARB	PRO
			g	g	g
			g	g	g
			g	g	g
	DINNER	CAL	FAT	CARB	PRO
			g	g	g
			g	g	g
			g	g	g
			g	g	g
			g	g	g
	SNACK	CAL	FAT	CARB	PRO
			g	g	g
			g	g	g
			g	g	g

NOTES:

TOTALS

WATER (8-12 oz. per serving)

Day 200 (Date:___/___/_____)

TIME	BREAKFAST	CAL	FAT	CARB	PRO
			g	g	g
			g	g	g
			g	g	g
			g	g	g
	SNACK	CAL	FAT	CARB	PRO
			g	g	g
			g	g	g
			g	g	g
	LUNCH	CAL	FAT	CARB	PRO
			g	g	g
			g	g	g
			g	g	g
			g	g	g
			g	g	g
	SNACK	CAL	FAT	CARB	PRO
			g	g	g
			g	g	g
			g	g	g
	DINNER	CAL	FAT	CARB	PRO
			g	g	g
			g	g	g
			g	g	g
			g	g	g
			g	g	g
	SNACK	CAL	FAT	CARB	PRO
			g	g	g
			g	g	g
			g	g	g

NOTES: TOTALS

WATER (8-12 oz. per serving)

Day 201 (Date:___/___/_____)

TIME	BREAKFAST	CAL	FAT	CARB	PRO
			g	g	g
			g	g	g
			g	g	g
			g	g	g
	SNACK	CAL	FAT	CARB	PRO
			g	g	g
			g	g	g
			g	g	g
	LUNCH	CAL	FAT	CARB	PRO
			g	g	g
			g	g	g
			g	g	g
			g	g	g
			g	g	g
	SNACK	CAL	FAT	CARB	PRO
			g	g	g
			g	g	g
			g	g	g
	DINNER	CAL	FAT	CARB	PRO
			g	g	g
			g	g	g
			g	g	g
			g	g	g
			g	g	g
	SNACK	CAL	FAT	CARB	PRO
			g	g	g
			g	g	g
			g	g	g

NOTES: TOTALS

WATER (8-12 oz. per serving)

Day 202 (Date:___/___/_____)

TIME	BREAKFAST	CAL	FAT	CARB	PRO
			g	g	g
			g	g	g
			g	g	g
			g	g	g
	SNACK	CAL	FAT	CARB	PRO
			g	g	g
			g	g	g
			g	g	g
	LUNCH	CAL	FAT	CARB	PRO
			g	g	g
			g	g	g
			g	g	g
			g	g	g
			g	g	g
	SNACK	CAL	FAT	CARB	PRO
			g	g	g
			g	g	g
			g	g	g
	DINNER	CAL	FAT	CARB	PRO
			g	g	g
			g	g	g
			g	g	g
			g	g	g
			g	g	g
	SNACK	CAL	FAT	CARB	PRO
			g	g	g
			g	g	g
			g	g	g

NOTES: TOTALS

WATER (8-12 oz. per serving)

Day 203 (Date:___/___/_____)

TIME	BREAKFAST	CAL	FAT	CARB	PRO
			g	g	g
			g	g	g
			g	g	g
			g	g	g
	SNACK	**CAL**	**FAT**	**CARB**	**PRO**
			g	g	g
			g	g	g
			g	g	g
	LUNCH	**CAL**	**FAT**	**CARB**	**PRO**
			g	g	g
			g	g	g
			g	g	g
			g	g	g
			g	g	g
	SNACK	**CAL**	**FAT**	**CARB**	**PRO**
			g	g	g
			g	g	g
			g	g	g
	DINNER	**CAL**	**FAT**	**CARB**	**PRO**
			g	g	g
			g	g	g
			g	g	g
			g	g	g
			g	g	g
	SNACK	**CAL**	**FAT**	**CARB**	**PRO**
			g	g	g
			g	g	g
			g	g	g
NOTES:	TOTALS				

WATER (8-12 oz. per serving)

Day 204 (Date:___/___/_____)

TIME	BREAKFAST	CAL	FAT	CARB	PRO
			g	g	g
			g	g	g
			g	g	g
			g	g	g
	SNACK	CAL	FAT	CARB	PRO
			g	g	g
			g	g	g
			g	g	g
	LUNCH	CAL	FAT	CARB	PRO
			g	g	g
			g	g	g
			g	g	g
			g	g	g
			g	g	g
	SNACK	CAL	FAT	CARB	PRO
			g	g	g
			g	g	g
			g	g	g
	DINNER	CAL	FAT	CARB	PRO
			g	g	g
			g	g	g
			g	g	g
			g	g	g
			g	g	g
	SNACK	CAL	FAT	CARB	PRO
			g	g	g
			g	g	g
			g	g	g

NOTES: TOTALS

WATER (8-12 oz. per serving)

Day 205 (Date:___/___/_____)

TIME	BREAKFAST	CAL	FAT	CARB	PRO
			g	g	g
			g	g	g
			g	g	g
			g	g	g
	SNACK	**CAL**	**FAT**	**CARB**	**PRO**
			g	g	g
			g	g	g
			g	g	g
	LUNCH	**CAL**	**FAT**	**CARB**	**PRO**
			g	g	g
			g	g	g
			g	g	g
			g	g	g
			g	g	g
	SNACK	**CAL**	**FAT**	**CARB**	**PRO**
			g	g	g
			g	g	g
			g	g	g
	DINNER	**CAL**	**FAT**	**CARB**	**PRO**
			g	g	g
			g	g	g
			g	g	g
			g	g	g
			g	g	g
	SNACK	**CAL**	**FAT**	**CARB**	**PRO**
			g	g	g
			g	g	g
			g	g	g

NOTES: TOTALS

WATER (8-12 oz. per serving)

Day 206 (Date:___/___/_____)

TIME	BREAKFAST	CAL	FAT	CARB	PRO
			g	g	g
			g	g	g
			g	g	g
			g	g	g
	SNACK	CAL	FAT	CARB	PRO
			g	g	g
			g	g	g
			g	g	g
	LUNCH	CAL	FAT	CARB	PRO
			g	g	g
			g	g	g
			g	g	g
			g	g	g
			g	g	g
	SNACK	CAL	FAT	CARB	PRO
			g	g	g
			g	g	g
			g	g	g
	DINNER	CAL	FAT	CARB	PRO
			g	g	g
			g	g	g
			g	g	g
			g	g	g
			g	g	g
	SNACK	CAL	FAT	CARB	PRO
			g	g	g
			g	g	g
			g	g	g

NOTES: TOTALS

WATER (8-12 oz. per serving)

Day 207 (Date:___/___/_____)

TIME	BREAKFAST	CAL	FAT	CARB	PRO
			g	g	g
			g	g	g
			g	g	g
			g	g	g
	SNACK	CAL	FAT	CARB	PRO
			g	g	g
			g	g	g
			g	g	g
	LUNCH	CAL	FAT	CARB	PRO
			g	g	g
			g	g	g
			g	g	g
			g	g	g
			g	g	g
	SNACK	CAL	FAT	CARB	PRO
			g	g	g
			g	g	g
			g	g	g
	DINNER	CAL	FAT	CARB	PRO
			g	g	g
			g	g	g
			g	g	g
			g	g	g
			g	g	g
	SNACK	CAL	FAT	CARB	PRO
			g	g	g
			g	g	g
			g	g	g

NOTES: TOTALS

WATER (8-12 oz. per serving)

Day 208 (Date:___/___/_____)

TIME	BREAKFAST	CAL	FAT	CARB	PRO
			g	g	g
			g	g	g
			g	g	g
			g	g	g
	SNACK	CAL	FAT	CARB	PRO
			g	g	g
			g	g	g
			g	g	g
	LUNCH	CAL	FAT	CARB	PRO
			g	g	g
			g	g	g
			g	g	g
			g	g	g
			g	g	g
	SNACK	CAL	FAT	CARB	PRO
			g	g	g
			g	g	g
			g	g	g
	DINNER	CAL	FAT	CARB	PRO
			g	g	g
			g	g	g
			g	g	g
			g	g	g
			g	g	g
	SNACK	CAL	FAT	CARB	PRO
			g	g	g
			g	g	g
			g	g	g
NOTES:		TOTALS			

WATER (8-12 oz. per serving)

Day 209 (Date:___/___/_____)

TIME	BREAKFAST		CAL	FAT	CARB	PRO
				g	g	g
				g	g	g
				g	g	g
				g	g	g
	SNACK		CAL	FAT	CARB	PRO
				g	g	g
				g	g	g
				g	g	g
	LUNCH		CAL	FAT	CARB	PRO
				g	g	g
				g	g	g
				g	g	g
				g	g	g
				g	g	g
	SNACK		CAL	FAT	CARB	PRO
				g	g	g
				g	g	g
				g	g	g
	DINNER		CAL	FAT	CARB	PRO
				g	g	g
				g	g	g
				g	g	g
				g	g	g
				g	g	g
	SNACK		CAL	FAT	CARB	PRO
				g	g	g
				g	g	g
				g	g	g

NOTES: TOTALS

WATER (8-12 oz. per serving)

Day 210 (Date:___/___/_____)

TIME	BREAKFAST	CAL	FAT	CARB	PRO
			g	g	g
			g	g	g
			g	g	g
			g	g	g
	SNACK	**CAL**	**FAT**	**CARB**	**PRO**
			g	g	g
			g	g	g
			g	g	g
	LUNCH	**CAL**	**FAT**	**CARB**	**PRO**
			g	g	g
			g	g	g
			g	g	g
			g	g	g
			g	g	g
	SNACK	**CAL**	**FAT**	**CARB**	**PRO**
			g	g	g
			g	g	g
			g	g	g
	DINNER	**CAL**	**FAT**	**CARB**	**PRO**
			g	g	g
			g	g	g
			g	g	g
			g	g	g
			g	g	g
	SNACK	**CAL**	**FAT**	**CARB**	**PRO**
			g	g	g
			g	g	g
			g	g	g

NOTES: TOTALS

WATER (8-12 oz. per serving)

Day 211 (Date:___/___/_____)

TIME	BREAKFAST	CAL	FAT	CARB	PRO
			g	g	g
			g	g	g
			g	g	g
			g	g	g
	SNACK	CAL	FAT	CARB	PRO
			g	g	g
			g	g	g
			g	g	g
	LUNCH	CAL	FAT	CARB	PRO
			g	g	g
			g	g	g
			g	g	g
			g	g	g
			g	g	g
	SNACK	CAL	FAT	CARB	PRO
			g	g	g
			g	g	g
			g	g	g
	DINNER	CAL	FAT	CARB	PRO
			g	g	g
			g	g	g
			g	g	g
			g	g	g
			g	g	g
	SNACK	CAL	FAT	CARB	PRO
			g	g	g
			g	g	g
			g	g	g

NOTES: TOTALS

WATER (8-12 oz. per serving)

Day 212 (Date:___/___/_____)

TIME	BREAKFAST	CAL	FAT	CARB	PRO
			g	g	g
			g	g	g
			g	g	g
			g	g	g
	SNACK	CAL	FAT	CARB	PRO
			g	g	g
			g	g	g
			g	g	g
	LUNCH	CAL	FAT	CARB	PRO
			g	g	g
			g	g	g
			g	g	g
			g	g	g
			g	g	g
	SNACK	CAL	FAT	CARB	PRO
			g	g	g
			g	g	g
			g	g	g
	DINNER	CAL	FAT	CARB	PRO
			g	g	g
			g	g	g
			g	g	g
			g	g	g
			g	g	g
	SNACK	CAL	FAT	CARB	PRO
			g	g	g
			g	g	g
			g	g	g

NOTES:

TOTALS

WATER (8-12 oz. per serving)

Day 213 (Date:___/___/_____)

TIME	BREAKFAST		CAL	FAT	CARB	PRO
				g	g	g
				g	g	g
				g	g	g
				g	g	g
	SNACK		CAL	FAT	CARB	PRO
				g	g	g
				g	g	g
				g	g	g
	LUNCH		CAL	FAT	CARB	PRO
				g	g	g
				g	g	g
				g	g	g
				g	g	g
				g	g	g
	SNACK		CAL	FAT	CARB	PRO
				g	g	g
				g	g	g
				g	g	g
	DINNER		CAL	FAT	CARB	PRO
				g	g	g
				g	g	g
				g	g	g
				g	g	g
				g	g	g
	SNACK		CAL	FAT	CARB	PRO
				g	g	g
				g	g	g
				g	g	g
NOTES:		TOTALS				

WATER (8-12 oz. per serving)

Day 214 (Date:___/___/_____)

TIME	BREAKFAST	CAL	FAT	CARB	PRO
			g	g	g
			g	g	g
			g	g	g
			g	g	g
	SNACK	CAL	FAT	CARB	PRO
			g	g	g
			g	g	g
			g	g	g
	LUNCH	CAL	FAT	CARB	PRO
			g	g	g
			g	g	g
			g	g	g
			g	g	g
			g	g	g
	SNACK	CAL	FAT	CARB	PRO
			g	g	g
			g	g	g
			g	g	g
	DINNER	CAL	FAT	CARB	PRO
			g	g	g
			g	g	g
			g	g	g
			g	g	g
			g	g	g
	SNACK	CAL	FAT	CARB	PRO
			g	g	g
			g	g	g
			g	g	g

NOTES: TOTALS

WATER (8-12 oz. per serving)

Day 215 (Date:__/__/____)

TIME	BREAKFAST	CAL	FAT	CARB	PRO
			g	g	g
			g	g	g
			g	g	g
			g	g	g
	SNACK	CAL	FAT	CARB	PRO
			g	g	g
			g	g	g
			g	g	g
	LUNCH	CAL	FAT	CARB	PRO
			g	g	g
			g	g	g
			g	g	g
			g	g	g
			g	g	g
	SNACK	CAL	FAT	CARB	PRO
			g	g	g
			g	g	g
			g	g	g
	DINNER	CAL	FAT	CARB	PRO
			g	g	g
			g	g	g
			g	g	g
			g	g	g
			g	g	g
	SNACK	CAL	FAT	CARB	PRO
			g	g	g
			g	g	g
			g	g	g
NOTES:	TOTALS				

WATER (8-12 oz. per serving)

Day 216 (Date:___/___/_____)

TIME	BREAKFAST	CAL	FAT	CARB	PRO
			g	g	g
			g	g	g
			g	g	g
			g	g	g
	SNACK	CAL	FAT	CARB	PRO
			g	g	g
			g	g	g
			g	g	g
	LUNCH	CAL	FAT	CARB	PRO
			g	g	g
			g	g	g
			g	g	g
			g	g	g
			g	g	g
	SNACK	CAL	FAT	CARB	PRO
			g	g	g
			g	g	g
			g	g	g
	DINNER	CAL	FAT	CARB	PRO
			g	g	g
			g	g	g
			g	g	g
			g	g	g
			g	g	g
	SNACK	CAL	FAT	CARB	PRO
			g	g	g
			g	g	g
			g	g	g

NOTES: TOTALS

WATER (8-12 oz. per serving)

Day 217 (Date:___/___/_____)

TIME	BREAKFAST	CAL	FAT	CARB	PRO
			g	g	g
			g	g	g
			g	g	g
			g	g	g
	SNACK	CAL	FAT	CARB	PRO
			g	g	g
			g	g	g
			g	g	g
	LUNCH	CAL	FAT	CARB	PRO
			g	g	g
			g	g	g
			g	g	g
			g	g	g
			g	g	g
	SNACK	CAL	FAT	CARB	PRO
			g	g	g
			g	g	g
			g	g	g
	DINNER	CAL	FAT	CARB	PRO
			g	g	g
			g	g	g
			g	g	g
			g	g	g
			g	g	g
	SNACK	CAL	FAT	CARB	PRO
			g	g	g
			g	g	g
			g	g	g

NOTES: TOTALS

WATER (8-12 oz. per serving)

Day 218 (Date:___/___/_____)

TIME	BREAKFAST	CAL	FAT	CARB	PRO
			g	g	g
			g	g	g
			g	g	g
			g	g	g
	SNACK	**CAL**	**FAT**	**CARB**	**PRO**
			g	g	g
			g	g	g
			g	g	g
	LUNCH	**CAL**	**FAT**	**CARB**	**PRO**
			g	g	g
			g	g	g
			g	g	g
			g	g	g
			g	g	g
	SNACK	**CAL**	**FAT**	**CARB**	**PRO**
			g	g	g
			g	g	g
			g	g	g
	DINNER	**CAL**	**FAT**	**CARB**	**PRO**
			g	g	g
			g	g	g
			g	g	g
			g	g	g
			g	g	g
	SNACK	**CAL**	**FAT**	**CARB**	**PRO**
			g	g	g
			g	g	g
			g	g	g

NOTES: TOTALS

WATER (8-12 oz. per serving)

Day 219 (Date:___/___/_____)

TIME	BREAKFAST	CAL	FAT	CARB	PRO
			g	g	g
			g	g	g
			g	g	g
			g	g	g
	SNACK	CAL	FAT	CARB	PRO
			g	g	g
			g	g	g
			g	g	g
	LUNCH	CAL	FAT	CARB	PRO
			g	g	g
			g	g	g
			g	g	g
			g	g	g
			g	g	g
	SNACK	CAL	FAT	CARB	PRO
			g	g	g
			g	g	g
			g	g	g
	DINNER	CAL	FAT	CARB	PRO
			g	g	g
			g	g	g
			g	g	g
			g	g	g
			g	g	g
	SNACK	CAL	FAT	CARB	PRO
			g	g	g
			g	g	g
			g	g	g

NOTES: TOTALS

WATER (8-12 oz. per serving)

Day 220 (Date:___/___/_____)

TIME	BREAKFAST	CAL	FAT	CARB	PRO
			g	g	g
			g	g	g
			g	g	g
			g	g	g
	SNACK	**CAL**	**FAT**	**CARB**	**PRO**
			g	g	g
			g	g	g
			g	g	g
	LUNCH	**CAL**	**FAT**	**CARB**	**PRO**
			g	g	g
			g	g	g
			g	g	g
			g	g	g
			g	g	g
	SNACK	**CAL**	**FAT**	**CARB**	**PRO**
			g	g	g
			g	g	g
			g	g	g
	DINNER	**CAL**	**FAT**	**CARB**	**PRO**
			g	g	g
			g	g	g
			g	g	g
			g	g	g
			g	g	g
	SNACK	**CAL**	**FAT**	**CARB**	**PRO**
			g	g	g
			g	g	g
			g	g	g

NOTES: TOTALS

WATER (8-12 oz. per serving)

Day 221 (Date:___/___/_____)

TIME	BREAKFAST	CAL	FAT	CARB	PRO
			g	g	g
			g	g	g
			g	g	g
			g	g	g
	SNACK	CAL	FAT	CARB	PRO
			g	g	g
			g	g	g
			g	g	g
	LUNCH	CAL	FAT	CARB	PRO
			g	g	g
			g	g	g
			g	g	g
			g	g	g
			g	g	g
	SNACK	CAL	FAT	CARB	PRO
			g	g	g
			g	g	g
			g	g	g
	DINNER	CAL	FAT	CARB	PRO
			g	g	g
			g	g	g
			g	g	g
			g	g	g
			g	g	g
	SNACK	CAL	FAT	CARB	PRO
			g	g	g
			g	g	g
			g	g	g

NOTES: TOTALS

WATER (8-12 oz. per serving)

Day 222 (Date:___/___/_____)

TIME	BREAKFAST	CAL	FAT	CARB	PRO
			g	g	g
			g	g	g
			g	g	g
			g	g	g

TIME	SNACK	CAL	FAT	CARB	PRO
			g	g	g
			g	g	g
			g	g	g

TIME	LUNCH	CAL	FAT	CARB	PRO
			g	g	g
			g	g	g
			g	g	g
			g	g	g
			g	g	g

TIME	SNACK	CAL	FAT	CARB	PRO
			g	g	g
			g	g	g
			g	g	g

TIME	DINNER	CAL	FAT	CARB	PRO
			g	g	g
			g	g	g
			g	g	g
			g	g	g
			g	g	g

TIME	SNACK	CAL	FAT	CARB	PRO
			g	g	g
			g	g	g
			g	g	g

NOTES: TOTALS

WATER (8-12 oz. per serving)

Day 223 (Date:___/___/_____)

TIME	BREAKFAST	CAL	FAT	CARB	PRO
			g	g	g
			g	g	g
			g	g	g
			g	g	g
	SNACK	CAL	FAT	CARB	PRO
			g	g	g
			g	g	g
			g	g	g
	LUNCH	CAL	FAT	CARB	PRO
			g	g	g
			g	g	g
			g	g	g
			g	g	g
			g	g	g
	SNACK	CAL	FAT	CARB	PRO
			g	g	g
			g	g	g
			g	g	g
	DINNER	CAL	FAT	CARB	PRO
			g	g	g
			g	g	g
			g	g	g
			g	g	g
			g	g	g
	SNACK	CAL	FAT	CARB	PRO
			g	g	g
			g	g	g
			g	g	g

NOTES: TOTALS

WATER (8-12 oz. per serving)

Day 224 (Date:___/___/_____)

TIME	BREAKFAST	CAL	FAT	CARB	PRO
			g	g	g
			g	g	g
			g	g	g
			g	g	g
	SNACK	**CAL**	**FAT**	**CARB**	**PRO**
			g	g	g
			g	g	g
			g	g	g
	LUNCH	**CAL**	**FAT**	**CARB**	**PRO**
			g	g	g
			g	g	g
			g	g	g
			g	g	g
			g	g	g
	SNACK	**CAL**	**FAT**	**CARB**	**PRO**
			g	g	g
			g	g	g
			g	g	g
	DINNER	**CAL**	**FAT**	**CARB**	**PRO**
			g	g	g
			g	g	g
			g	g	g
			g	g	g
			g	g	g
	SNACK	**CAL**	**FAT**	**CARB**	**PRO**
			g	g	g
			g	g	g
			g	g	g

NOTES: TOTALS

WATER (8-12 oz. per serving)

Day 225 (Date:___/___/_____)

TIME	BREAKFAST	CAL	FAT	CARB	PRO
			g	g	g
			g	g	g
			g	g	g
			g	g	g
	SNACK	CAL	FAT	CARB	PRO
			g	g	g
			g	g	g
			g	g	g
	LUNCH	CAL	FAT	CARB	PRO
			g	g	g
			g	g	g
			g	g	g
			g	g	g
			g	g	g
	SNACK	CAL	FAT	CARB	PRO
			g	g	g
			g	g	g
			g	g	g
	DINNER	CAL	FAT	CARB	PRO
			g	g	g
			g	g	g
			g	g	g
			g	g	g
			g	g	g
	SNACK	CAL	FAT	CARB	PRO
			g	g	g
			g	g	g
			g	g	g

NOTES: TOTALS

WATER (8-12 oz. per serving)

Day 226 (Date:___/___/_____)

TIME	BREAKFAST	CAL	FAT	CARB	PRO
			g	g	g
			g	g	g
			g	g	g
			g	g	g
	SNACK	CAL	FAT	CARB	PRO
			g	g	g
			g	g	g
			g	g	g
	LUNCH	CAL	FAT	CARB	PRO
			g	g	g
			g	g	g
			g	g	g
			g	g	g
			g	g	g
	SNACK	CAL	FAT	CARB	PRO
			g	g	g
			g	g	g
			g	g	g
	DINNER	CAL	FAT	CARB	PRO
			g	g	g
			g	g	g
			g	g	g
			g	g	g
			g	g	g
	SNACK	CAL	FAT	CARB	PRO
			g	g	g
			g	g	g
			g	g	g

NOTES: TOTALS

WATER (8-12 oz. per serving)

Day 227 (Date:___/___/_____)

TIME	BREAKFAST	CAL	FAT	CARB	PRO
			g	g	g
			g	g	g
			g	g	g
			g	g	g
	SNACK	CAL	FAT	CARB	PRO
			g	g	g
			g	g	g
			g	g	g
	LUNCH	CAL	FAT	CARB	PRO
			g	g	g
			g	g	g
			g	g	g
			g	g	g
			g	g	g
	SNACK	CAL	FAT	CARB	PRO
			g	g	g
			g	g	g
			g	g	g
	DINNER	CAL	FAT	CARB	PRO
			g	g	g
			g	g	g
			g	g	g
			g	g	g
			g	g	g
	SNACK	CAL	FAT	CARB	PRO
			g	g	g
			g	g	g
			g	g	g

NOTES: TOTALS

WATER (8-12 oz. per serving)

Day 228 (Date:___/___/_____)

TIME	BREAKFAST	CAL	FAT	CARB	PRO
			g	g	g
			g	g	g
			g	g	g
			g	g	g
	SNACK	CAL	FAT	CARB	PRO
			g	g	g
			g	g	g
			g	g	g
	LUNCH	CAL	FAT	CARB	PRO
			g	g	g
			g	g	g
			g	g	g
			g	g	g
			g	g	g
	SNACK	CAL	FAT	CARB	PRO
			g	g	g
			g	g	g
			g	g	g
	DINNER	CAL	FAT	CARB	PRO
			g	g	g
			g	g	g
			g	g	g
			g	g	g
			g	g	g
	SNACK	CAL	FAT	CARB	PRO
			g	g	g
			g	g	g
			g	g	g

NOTES: TOTALS

WATER (8-12 oz. per serving)

Day 229 (Date:___/___/_____)

TIME	BREAKFAST	CAL	FAT	CARB	PRO
			g	g	g
			g	g	g
			g	g	g
			g	g	g
	SNACK	CAL	FAT	CARB	PRO
			g	g	g
			g	g	g
			g	g	g
	LUNCH	CAL	FAT	CARB	PRO
			g	g	g
			g	g	g
			g	g	g
			g	g	g
			g	g	g
	SNACK	CAL	FAT	CARB	PRO
			g	g	g
			g	g	g
			g	g	g
	DINNER	CAL	FAT	CARB	PRO
			g	g	g
			g	g	g
			g	g	g
			g	g	g
			g	g	g
	SNACK	CAL	FAT	CARB	PRO
			g	g	g
			g	g	g
			g	g	g

NOTES: TOTALS

WATER (8-12 oz. per serving)

Day 230 (Date:___/___/____)

TIME	BREAKFAST	CAL	FAT	CARB	PRO
			g	g	g
			g	g	g
			g	g	g
			g	g	g
	SNACK	CAL	FAT	CARB	PRO
			g	g	g
			g	g	g
			g	g	g
	LUNCH	CAL	FAT	CARB	PRO
			g	g	g
			g	g	g
			g	g	g
			g	g	g
			g	g	g
	SNACK	CAL	FAT	CARB	PRO
			g	g	g
			g	g	g
			g	g	g
	DINNER	CAL	FAT	CARB	PRO
			g	g	g
			g	g	g
			g	g	g
			g	g	g
			g	g	g
	SNACK	CAL	FAT	CARB	PRO
			g	g	g
			g	g	g
			g	g	g

NOTES: TOTALS

WATER (8-12 oz. per serving)

Day 231 (Date:___/___/_____)

TIME	BREAKFAST	CAL	FAT	CARB	PRO
			g	g	g
			g	g	g
			g	g	g
			g	g	g
	SNACK	CAL	FAT	CARB	PRO
			g	g	g
			g	g	g
			g	g	g
	LUNCH	CAL	FAT	CARB	PRO
			g	g	g
			g	g	g
			g	g	g
			g	g	g
			g	g	g
	SNACK	CAL	FAT	CARB	PRO
			g	g	g
			g	g	g
			g	g	g
	DINNER	CAL	FAT	CARB	PRO
			g	g	g
			g	g	g
			g	g	g
			g	g	g
			g	g	g
	SNACK	CAL	FAT	CARB	PRO
			g	g	g
			g	g	g
			g	g	g

NOTES: TOTALS

WATER (8-12 oz. per serving)

Day 232 (Date:___/___/_____)

TIME	BREAKFAST	CAL	FAT	CARB	PRO
			g	g	g
			g	g	g
			g	g	g
			g	g	g
	SNACK	**CAL**	**FAT**	**CARB**	**PRO**
			g	g	g
			g	g	g
			g	g	g
	LUNCH	**CAL**	**FAT**	**CARB**	**PRO**
			g	g	g
			g	g	g
			g	g	g
			g	g	g
			g	g	g
	SNACK	**CAL**	**FAT**	**CARB**	**PRO**
			g	g	g
			g	g	g
			g	g	g
	DINNER	**CAL**	**FAT**	**CARB**	**PRO**
			g	g	g
			g	g	g
			g	g	g
			g	g	g
			g	g	g
	SNACK	**CAL**	**FAT**	**CARB**	**PRO**
			g	g	g
			g	g	g
			g	g	g

NOTES: TOTALS

WATER (8-12 oz. per serving)

Day 233 (Date:___/___/_____)

TIME	BREAKFAST	CAL	FAT	CARB	PRO
			g	g	g
			g	g	g
			g	g	g
			g	g	g
	SNACK	**CAL**	**FAT**	**CARB**	**PRO**
			g	g	g
			g	g	g
			g	g	g
	LUNCH	**CAL**	**FAT**	**CARB**	**PRO**
			g	g	g
			g	g	g
			g	g	g
			g	g	g
			g	g	g
	SNACK	**CAL**	**FAT**	**CARB**	**PRO**
			g	g	g
			g	g	g
			g	g	g
	DINNER	**CAL**	**FAT**	**CARB**	**PRO**
			g	g	g
			g	g	g
			g	g	g
			g	g	g
			g	g	g
	SNACK	**CAL**	**FAT**	**CARB**	**PRO**
			g	g	g
			g	g	g
			g	g	g

NOTES:

TOTALS

WATER (8-12 oz. per serving)

Day 234 (Date:___/___/_____)

TIME	BREAKFAST	CAL	FAT	CARB	PRO
			g	g	g
			g	g	g
			g	g	g
			g	g	g
	SNACK	**CAL**	**FAT**	**CARB**	**PRO**
			g	g	g
			g	g	g
			g	g	g
	LUNCH	**CAL**	**FAT**	**CARB**	**PRO**
			g	g	g
			g	g	g
			g	g	g
			g	g	g
			g	g	g
	SNACK	**CAL**	**FAT**	**CARB**	**PRO**
			g	g	g
			g	g	g
			g	g	g
	DINNER	**CAL**	**FAT**	**CARB**	**PRO**
			g	g	g
			g	g	g
			g	g	g
			g	g	g
			g	g	g
	SNACK	**CAL**	**FAT**	**CARB**	**PRO**
			g	g	g
			g	g	g
			g	g	g

NOTES: TOTALS

WATER (8-12 oz. per serving)

Day 235 (Date:___/___/_____)

TIME	BREAKFAST	CAL	FAT	CARB	PRO
			g	g	g
			g	g	g
			g	g	g
			g	g	g
	SNACK	**CAL**	**FAT**	**CARB**	**PRO**
			g	g	g
			g	g	g
			g	g	g
	LUNCH	**CAL**	**FAT**	**CARB**	**PRO**
			g	g	g
			g	g	g
			g	g	g
			g	g	g
			g	g	g
	SNACK	**CAL**	**FAT**	**CARB**	**PRO**
			g	g	g
			g	g	g
			g	g	g
	DINNER	**CAL**	**FAT**	**CARB**	**PRO**
			g	g	g
			g	g	g
			g	g	g
			g	g	g
			g	g	g
	SNACK	**CAL**	**FAT**	**CARB**	**PRO**
			g	g	g
			g	g	g
			g	g	g

NOTES:

TOTALS

WATER (8-12 oz. per serving)

Day 236 (Date:___/___/_____)

TIME	BREAKFAST	CAL	FAT	CARB	PRO
			g	g	g
			g	g	g
			g	g	g
			g	g	g
	SNACK	CAL	FAT	CARB	PRO
			g	g	g
			g	g	g
			g	g	g
	LUNCH	CAL	FAT	CARB	PRO
			g	g	g
			g	g	g
			g	g	g
			g	g	g
			g	g	g
	SNACK	CAL	FAT	CARB	PRO
			g	g	g
			g	g	g
			g	g	g
	DINNER	CAL	FAT	CARB	PRO
			g	g	g
			g	g	g
			g	g	g
			g	g	g
			g	g	g
	SNACK	CAL	FAT	CARB	PRO
			g	g	g
			g	g	g
			g	g	g

NOTES: TOTALS

WATER (8-12 oz. per serving)

TIME	BREAKFAST	CAL	FAT	CARB	PRO
			g	g	g
			g	g	g
			g	g	g
			g	g	g
	SNACK	CAL	FAT	CARB	PRO
			g	g	g
			g	g	g
			g	g	g
	LUNCH	CAL	FAT	CARB	PRO
			g	g	g
			g	g	g
			g	g	g
			g	g	g
			g	g	g
	SNACK	CAL	FAT	CARB	PRO
			g	g	g
			g	g	g
			g	g	g
	DINNER	CAL	FAT	CARB	PRO
			g	g	g
			g	g	g
			g	g	g
			g	g	g
			g	g	g
	SNACK	CAL	FAT	CARB	PRO
			g	g	g
			g	g	g
			g	g	g

NOTES: TOTALS

WATER (8-12 oz. per serving)

Day 238 (Date:___/___/_____)

TIME	BREAKFAST	CAL	FAT	CARB	PRO
			g	g	g
			g	g	g
			g	g	g
			g	g	g
	SNACK	**CAL**	**FAT**	**CARB**	**PRO**
			g	g	g
			g	g	g
			g	g	g
	LUNCH	**CAL**	**FAT**	**CARB**	**PRO**
			g	g	g
			g	g	g
			g	g	g
			g	g	g
			g	g	g
	SNACK	**CAL**	**FAT**	**CARB**	**PRO**
			g	g	g
			g	g	g
			g	g	g
	DINNER	**CAL**	**FAT**	**CARB**	**PRO**
			g	g	g
			g	g	g
			g	g	g
			g	g	g
			g	g	g
	SNACK	**CAL**	**FAT**	**CARB**	**PRO**
			g	g	g
			g	g	g
			g	g	g

NOTES: TOTALS

WATER (8-12 oz. per serving)

Day 239 (Date:___/___/_____)

TIME	BREAKFAST	CAL	FAT	CARB	PRO
			g	g	g
			g	g	g
			g	g	g
			g	g	g
	SNACK	CAL	FAT	CARB	PRO
			g	g	g
			g	g	g
			g	g	g
	LUNCH	CAL	FAT	CARB	PRO
			g	g	g
			g	g	g
			g	g	g
			g	g	g
			g	g	g
	SNACK	CAL	FAT	CARB	PRO
			g	g	g
			g	g	g
			g	g	g
	DINNER	CAL	FAT	CARB	PRO
			g	g	g
			g	g	g
			g	g	g
			g	g	g
			g	g	g
	SNACK	CAL	FAT	CARB	PRO
			g	g	g
			g	g	g
			g	g	g

NOTES: TOTALS

WATER (8-12 oz. per serving)

Day 240 (Date:___/___/_____)

TIME	BREAKFAST	CAL	FAT	CARB	PRO
			g	g	g
			g	g	g
			g	g	g
			g	g	g
	SNACK	**CAL**	**FAT**	**CARB**	**PRO**
			g	g	g
			g	g	g
			g	g	g
	LUNCH	**CAL**	**FAT**	**CARB**	**PRO**
			g	g	g
			g	g	g
			g	g	g
			g	g	g
			g	g	g
	SNACK	**CAL**	**FAT**	**CARB**	**PRO**
			g	g	g
			g	g	g
			g	g	g
	DINNER	**CAL**	**FAT**	**CARB**	**PRO**
			g	g	g
			g	g	g
			g	g	g
			g	g	g
			g	g	g
	SNACK	**CAL**	**FAT**	**CARB**	**PRO**
			g	g	g
			g	g	g
			g	g	g

NOTES: TOTALS

WATER (8-12 oz. per serving)

Day 241 (Date:___/___/_____)

TIME	BREAKFAST	CAL	FAT	CARB	PRO
			g	g	g
			g	g	g
			g	g	g
			g	g	g
	SNACK	CAL	FAT	CARB	PRO
			g	g	g
			g	g	g
			g	g	g
	LUNCH	CAL	FAT	CARB	PRO
			g	g	g
			g	g	g
			g	g	g
			g	g	g
			g	g	g
	SNACK	CAL	FAT	CARB	PRO
			g	g	g
			g	g	g
			g	g	g
	DINNER	CAL	FAT	CARB	PRO
			g	g	g
			g	g	g
			g	g	g
			g	g	g
			g	g	g
	SNACK	CAL	FAT	CARB	PRO
			g	g	g
			g	g	g
			g	g	g

NOTES: TOTALS

WATER (8-12 oz. per serving)

Day 242 (Date:___/___/_____)

TIME	BREAKFAST	CAL	FAT	CARB	PRO
			g	g	g
			g	g	g
			g	g	g
			g	g	g
	SNACK	CAL	FAT	CARB	PRO
			g	g	g
			g	g	g
			g	g	g
	LUNCH	CAL	FAT	CARB	PRO
			g	g	g
			g	g	g
			g	g	g
			g	g	g
			g	g	g
	SNACK	CAL	FAT	CARB	PRO
			g	g	g
			g	g	g
			g	g	g
	DINNER	CAL	FAT	CARB	PRO
			g	g	g
			g	g	g
			g	g	g
			g	g	g
			g	g	g
	SNACK	CAL	FAT	CARB	PRO
			g	g	g
			g	g	g
			g	g	g

NOTES: TOTALS

WATER (8-12 oz. per serving)

Day 243 (Date:___/___/_____)

TIME	BREAKFAST		CAL	FAT	CARB	PRO
				g	g	g
				g	g	g
				g	g	g
				g	g	g
	SNACK		CAL	FAT	CARB	PRO
				g	g	g
				g	g	g
				g	g	g
	LUNCH		CAL	FAT	CARB	PRO
				g	g	g
				g	g	g
				g	g	g
				g	g	g
				g	g	g
	SNACK		CAL	FAT	CARB	PRO
				g	g	g
				g	g	g
				g	g	g
	DINNER		CAL	FAT	CARB	PRO
				g	g	g
				g	g	g
				g	g	g
				g	g	g
				g	g	g
	SNACK		CAL	FAT	CARB	PRO
				g	g	g
				g	g	g
				g	g	g

NOTES: TOTALS

WATER (8-12 oz. per serving)

Day 244 (Date:___/___/____)

TIME	BREAKFAST	CAL	FAT	CARB	PRO
			g	g	g
			g	g	g
			g	g	g
			g	g	g
	SNACK	CAL	FAT	CARB	PRO
			g	g	g
			g	g	g
			g	g	g
	LUNCH	CAL	FAT	CARB	PRO
			g	g	g
			g	g	g
			g	g	g
			g	g	g
			g	g	g
	SNACK	CAL	FAT	CARB	PRO
			g	g	g
			g	g	g
			g	g	g
	DINNER	CAL	FAT	CARB	PRO
			g	g	g
			g	g	g
			g	g	g
			g	g	g
			g	g	g
	SNACK	CAL	FAT	CARB	PRO
			g	g	g
			g	g	g
			g	g	g

NOTES: TOTALS

WATER (8-12 oz. per serving)

Day 245 (Date:___/___/_____)

TIME	BREAKFAST	CAL	FAT	CARB	PRO
			g	g	g
			g	g	g
			g	g	g
			g	g	g
	SNACK	CAL	FAT	CARB	PRO
			g	g	g
			g	g	g
			g	g	g
	LUNCH	CAL	FAT	CARB	PRO
			g	g	g
			g	g	g
			g	g	g
			g	g	g
			g	g	g
	SNACK	CAL	FAT	CARB	PRO
			g	g	g
			g	g	g
			g	g	g
	DINNER	CAL	FAT	CARB	PRO
			g	g	g
			g	g	g
			g	g	g
			g	g	g
			g	g	g
	SNACK	CAL	FAT	CARB	PRO
			g	g	g
			g	g	g
			g	g	g

NOTES: TOTALS

WATER (8-12 oz. per serving)

Day 246 (Date:___/___/_____)

TIME	BREAKFAST	CAL	FAT	CARB	PRO
			g	g	g
			g	g	g
			g	g	g
			g	g	g
	SNACK	CAL	FAT	CARB	PRO
			g	g	g
			g	g	g
			g	g	g
	LUNCH	CAL	FAT	CARB	PRO
			g	g	g
			g	g	g
			g	g	g
			g	g	g
			g	g	g
	SNACK	CAL	FAT	CARB	PRO
			g	g	g
			g	g	g
			g	g	g
	DINNER	CAL	FAT	CARB	PRO
			g	g	g
			g	g	g
			g	g	g
			g	g	g
			g	g	g
	SNACK	CAL	FAT	CARB	PRO
			g	g	g
			g	g	g
			g	g	g

NOTES: TOTALS

WATER (8-12 oz. per serving)

Day 247 (Date:___/___/_____)

TIME	BREAKFAST	CAL	FAT	CARB	PRO
			g	g	g
			g	g	g
			g	g	g
			g	g	g
	SNACK	CAL	FAT	CARB	PRO
			g	g	g
			g	g	g
			g	g	g
	LUNCH	CAL	FAT	CARB	PRO
			g	g	g
			g	g	g
			g	g	g
			g	g	g
			g	g	g
	SNACK	CAL	FAT	CARB	PRO
			g	g	g
			g	g	g
			g	g	g
	DINNER	CAL	FAT	CARB	PRO
			g	g	g
			g	g	g
			g	g	g
			g	g	g
			g	g	g
	SNACK	CAL	FAT	CARB	PRO
			g	g	g
			g	g	g
			g	g	g

NOTES:

TOTALS

WATER (8-12 oz. per serving)

Day 248 (Date:___/___/_____)

TIME	BREAKFAST	CAL	FAT	CARB	PRO
			g	g	g
			g	g	g
			g	g	g
			g	g	g
	SNACK	CAL	FAT	CARB	PRO
			g	g	g
			g	g	g
			g	g	g
	LUNCH	CAL	FAT	CARB	PRO
			g	g	g
			g	g	g
			g	g	g
			g	g	g
			g	g	g
	SNACK	CAL	FAT	CARB	PRO
			g	g	g
			g	g	g
			g	g	g
	DINNER	CAL	FAT	CARB	PRO
			g	g	g
			g	g	g
			g	g	g
			g	g	g
			g	g	g
	SNACK	CAL	FAT	CARB	PRO
			g	g	g
			g	g	g
			g	g	g

NOTES: TOTALS

WATER (8-12 oz. per serving)

Day 249 (Date:___/___/_____)

TIME	BREAKFAST	CAL	FAT	CARB	PRO
			g	g	g
			g	g	g
			g	g	g
			g	g	g
	SNACK	CAL	FAT	CARB	PRO
			g	g	g
			g	g	g
			g	g	g
	LUNCH	CAL	FAT	CARB	PRO
			g	g	g
			g	g	g
			g	g	g
			g	g	g
			g	g	g
	SNACK	CAL	FAT	CARB	PRO
			g	g	g
			g	g	g
			g	g	g
	DINNER	CAL	FAT	CARB	PRO
			g	g	g
			g	g	g
			g	g	g
			g	g	g
			g	g	g
	SNACK	CAL	FAT	CARB	PRO
			g	g	g
			g	g	g
			g	g	g
NOTES:		TOTALS			

WATER (8-12 oz. per serving)

Day 250 (Date:___/___/_____)

TIME	BREAKFAST	CAL	FAT	CARB	PRO
			g	g	g
			g	g	g
			g	g	g
			g	g	g
	SNACK	CAL	FAT	CARB	PRO
			g	g	g
			g	g	g
			g	g	g
	LUNCH	CAL	FAT	CARB	PRO
			g	g	g
			g	g	g
			g	g	g
			g	g	g
			g	g	g
	SNACK	CAL	FAT	CARB	PRO
			g	g	g
			g	g	g
			g	g	g
	DINNER	CAL	FAT	CARB	PRO
			g	g	g
			g	g	g
			g	g	g
			g	g	g
			g	g	g
	SNACK	CAL	FAT	CARB	PRO
			g	g	g
			g	g	g
			g	g	g

NOTES: TOTALS

WATER (8-12 oz. per serving)

Day 251 (Date:___/___/_____)

TIME	BREAKFAST	CAL	FAT	CARB	PRO
			g	g	g
			g	g	g
			g	g	g
			g	g	g
	SNACK	CAL	FAT	CARB	PRO
			g	g	g
			g	g	g
			g	g	g
	LUNCH	CAL	FAT	CARB	PRO
			g	g	g
			g	g	g
			g	g	g
			g	g	g
			g	g	g
	SNACK	CAL	FAT	CARB	PRO
			g	g	g
			g	g	g
			g	g	g
	DINNER	CAL	FAT	CARB	PRO
			g	g	g
			g	g	g
			g	g	g
			g	g	g
			g	g	g
	SNACK	CAL	FAT	CARB	PRO
			g	g	g
			g	g	g
			g	g	g

NOTES: TOTALS

WATER (8-12 oz. per serving)

Day 252 (Date:___/___/____)

TIME	BREAKFAST	CAL	FAT	CARB	PRO
			g	g	g
			g	g	g
			g	g	g
			g	g	g
	SNACK	**CAL**	**FAT**	**CARB**	**PRO**
			g	g	g
			g	g	g
			g	g	g
	LUNCH	**CAL**	**FAT**	**CARB**	**PRO**
			g	g	g
			g	g	g
			g	g	g
			g	g	g
			g	g	g
	SNACK	**CAL**	**FAT**	**CARB**	**PRO**
			g	g	g
			g	g	g
			g	g	g
	DINNER	**CAL**	**FAT**	**CARB**	**PRO**
			g	g	g
			g	g	g
			g	g	g
			g	g	g
			g	g	g
	SNACK	**CAL**	**FAT**	**CARB**	**PRO**
			g	g	g
			g	g	g
			g	g	g

NOTES: TOTALS

WATER (8-12 oz. per serving)

Day 253 (Date:___/___/_____)

TIME	BREAKFAST	CAL	FAT	CARB	PRO
			g	g	g
			g	g	g
			g	g	g
			g	g	g
	SNACK	CAL	FAT	CARB	PRO
			g	g	g
			g	g	g
			g	g	g
	LUNCH	CAL	FAT	CARB	PRO
			g	g	g
			g	g	g
			g	g	g
			g	g	g
			g	g	g
	SNACK	CAL	FAT	CARB	PRO
			g	g	g
			g	g	g
			g	g	g
	DINNER	CAL	FAT	CARB	PRO
			g	g	g
			g	g	g
			g	g	g
			g	g	g
			g	g	g
	SNACK	CAL	FAT	CARB	PRO
			g	g	g
			g	g	g
			g	g	g

NOTES:

TOTALS

WATER (8-12 oz. per serving)

Day 254 (Date:___/___/_____)

TIME	BREAKFAST		CAL	FAT	CARB	PRO
				g	g	g
				g	g	g
				g	g	g
				g	g	g
	SNACK		CAL	FAT	CARB	PRO
				g	g	g
				g	g	g
				g	g	g
	LUNCH		CAL	FAT	CARB	PRO
				g	g	g
				g	g	g
				g	g	g
				g	g	g
				g	g	g
	SNACK		CAL	FAT	CARB	PRO
				g	g	g
				g	g	g
				g	g	g
	DINNER		CAL	FAT	CARB	PRO
				g	g	g
				g	g	g
				g	g	g
				g	g	g
				g	g	g
	SNACK		CAL	FAT	CARB	PRO
				g	g	g
				g	g	g
				g	g	g

NOTES: TOTALS

WATER (8-12 oz. per serving)

Day 255 (Date:___/___/_____)

TIME	BREAKFAST	CAL	FAT	CARB	PRO
			g	g	g
			g	g	g
			g	g	g
			g	g	g
	SNACK	**CAL**	**FAT**	**CARB**	**PRO**
			g	g	g
			g	g	g
			g	g	g
	LUNCH	**CAL**	**FAT**	**CARB**	**PRO**
			g	g	g
			g	g	g
			g	g	g
			g	g	g
			g	g	g
	SNACK	**CAL**	**FAT**	**CARB**	**PRO**
			g	g	g
			g	g	g
			g	g	g
	DINNER	**CAL**	**FAT**	**CARB**	**PRO**
			g	g	g
			g	g	g
			g	g	g
			g	g	g
			g	g	g
	SNACK	**CAL**	**FAT**	**CARB**	**PRO**
			g	g	g
			g	g	g
			g	g	g

NOTES: TOTALS

WATER (8-12 oz. per serving)

Day 256 (Date:___/___/_____)

TIME	BREAKFAST	CAL	FAT	CARB	PRO
			g	g	g
			g	g	g
			g	g	g
			g	g	g
	SNACK	CAL	FAT	CARB	PRO
			g	g	g
			g	g	g
			g	g	g
	LUNCH	CAL	FAT	CARB	PRO
			g	g	g
			g	g	g
			g	g	g
			g	g	g
			g	g	g
	SNACK	CAL	FAT	CARB	PRO
			g	g	g
			g	g	g
			g	g	g
	DINNER	CAL	FAT	CARB	PRO
			g	g	g
			g	g	g
			g	g	g
			g	g	g
			g	g	g
	SNACK	CAL	FAT	CARB	PRO
			g	g	g
			g	g	g
			g	g	g

NOTES: TOTALS

WATER (8-12 oz. per serving)

Day 257 (Date:___/___/_____)

TIME	BREAKFAST	CAL	FAT	CARB	PRO
			g	g	g
			g	g	g
			g	g	g
			g	g	g
	SNACK	**CAL**	**FAT**	**CARB**	**PRO**
			g	g	g
			g	g	g
			g	g	g
	LUNCH	**CAL**	**FAT**	**CARB**	**PRO**
			g	g	g
			g	g	g
			g	g	g
			g	g	g
			g	g	g
	SNACK	**CAL**	**FAT**	**CARB**	**PRO**
			g	g	g
			g	g	g
			g	g	g
	DINNER	**CAL**	**FAT**	**CARB**	**PRO**
			g	g	g
			g	g	g
			g	g	g
			g	g	g
			g	g	g
	SNACK	**CAL**	**FAT**	**CARB**	**PRO**
			g	g	g
			g	g	g
			g	g	g

NOTES: TOTALS

WATER (8-12 oz. per serving)

Day 258 (Date:___/___/_____)

TIME	BREAKFAST	CAL	FAT	CARB	PRO
			g	g	g
			g	g	g
			g	g	g
			g	g	g
	SNACK	CAL	FAT	CARB	PRO
			g	g	g
			g	g	g
			g	g	g
	LUNCH	CAL	FAT	CARB	PRO
			g	g	g
			g	g	g
			g	g	g
			g	g	g
			g	g	g
	SNACK	CAL	FAT	CARB	PRO
			g	g	g
			g	g	g
			g	g	g
	DINNER	CAL	FAT	CARB	PRO
			g	g	g
			g	g	g
			g	g	g
			g	g	g
			g	g	g
	SNACK	CAL	FAT	CARB	PRO
			g	g	g
			g	g	g
			g	g	g

NOTES: TOTALS

WATER (8-12 oz. per serving)

Day 259 (Date:___/___/_____)

TIME	BREAKFAST	CAL	FAT	CARB	PRO
			g	g	g
			g	g	g
			g	g	g
			g	g	g
	SNACK	**CAL**	**FAT**	**CARB**	**PRO**
			g	g	g
			g	g	g
			g	g	g
	LUNCH	**CAL**	**FAT**	**CARB**	**PRO**
			g	g	g
			g	g	g
			g	g	g
			g	g	g
			g	g	g
	SNACK	**CAL**	**FAT**	**CARB**	**PRO**
			g	g	g
			g	g	g
			g	g	g
	DINNER	**CAL**	**FAT**	**CARB**	**PRO**
			g	g	g
			g	g	g
			g	g	g
			g	g	g
			g	g	g
	SNACK	**CAL**	**FAT**	**CARB**	**PRO**
			g	g	g
			g	g	g
			g	g	g

NOTES:

TOTALS

WATER (8-12 oz. per serving)

Day 260 (Date:___/___/_____)

TIME	BREAKFAST	CAL	FAT	CARB	PRO
			g	g	g
			g	g	g
			g	g	g
			g	g	g
	SNACK	CAL	FAT	CARB	PRO
			g	g	g
			g	g	g
			g	g	g
	LUNCH	CAL	FAT	CARB	PRO
			g	g	g
			g	g	g
			g	g	g
			g	g	g
			g	g	g
	SNACK	CAL	FAT	CARB	PRO
			g	g	g
			g	g	g
			g	g	g
	DINNER	CAL	FAT	CARB	PRO
			g	g	g
			g	g	g
			g	g	g
			g	g	g
			g	g	g
	SNACK	CAL	FAT	CARB	PRO
			g	g	g
			g	g	g
			g	g	g

NOTES: TOTALS

WATER (8-12 oz. per serving)

Day 261 (Date:___/___/_____)

TIME	BREAKFAST	CAL	FAT	CARB	PRO
			g	g	g
			g	g	g
			g	g	g
			g	g	g
	SNACK	CAL	FAT	CARB	PRO
			g	g	g
			g	g	g
			g	g	g
	LUNCH	CAL	FAT	CARB	PRO
			g	g	g
			g	g	g
			g	g	g
			g	g	g
			g	g	g
	SNACK	CAL	FAT	CARB	PRO
			g	g	g
			g	g	g
			g	g	g
	DINNER	CAL	FAT	CARB	PRO
			g	g	g
			g	g	g
			g	g	g
			g	g	g
			g	g	g
	SNACK	CAL	FAT	CARB	PRO
			g	g	g
			g	g	g
			g	g	g

NOTES: TOTALS

WATER (8-12 oz. per serving)

Day 262 (Date:___/___/_____)

TIME	BREAKFAST	CAL	FAT	CARB	PRO
			g	g	g
			g	g	g
			g	g	g
			g	g	g
	SNACK	**CAL**	**FAT**	**CARB**	**PRO**
			g	g	g
			g	g	g
			g	g	g
	LUNCH	**CAL**	**FAT**	**CARB**	**PRO**
			g	g	g
			g	g	g
			g	g	g
			g	g	g
			g	g	g
	SNACK	**CAL**	**FAT**	**CARB**	**PRO**
			g	g	g
			g	g	g
			g	g	g
	DINNER	**CAL**	**FAT**	**CARB**	**PRO**
			g	g	g
			g	g	g
			g	g	g
			g	g	g
			g	g	g
	SNACK	**CAL**	**FAT**	**CARB**	**PRO**
			g	g	g
			g	g	g
			g	g	g

NOTES: TOTALS

WATER (8-12 oz. per serving)

Day 263 (Date:___/___/_____)

TIME	BREAKFAST	CAL	FAT	CARB	PRO
			g	g	g
			g	g	g
			g	g	g
			g	g	g
	SNACK	CAL	FAT	CARB	PRO
			g	g	g
			g	g	g
			g	g	g
	LUNCH	CAL	FAT	CARB	PRO
			g	g	g
			g	g	g
			g	g	g
			g	g	g
			g	g	g
	SNACK	CAL	FAT	CARB	PRO
			g	g	g
			g	g	g
			g	g	g
	DINNER	CAL	FAT	CARB	PRO
			g	g	g
			g	g	g
			g	g	g
			g	g	g
			g	g	g
	SNACK	CAL	FAT	CARB	PRO
			g	g	g
			g	g	g
			g	g	g

NOTES: TOTALS

WATER (8-12 oz. per serving)

Day 264 (Date:___/___/_____)

TIME	BREAKFAST	CAL	FAT	CARB	PRO
			g	g	g
			g	g	g
			g	g	g
			g	g	g

TIME	SNACK	CAL	FAT	CARB	PRO
			g	g	g
			g	g	g
			g	g	g

TIME	LUNCH	CAL	FAT	CARB	PRO
			g	g	g
			g	g	g
			g	g	g
			g	g	g
			g	g	g

TIME	SNACK	CAL	FAT	CARB	PRO
			g	g	g
			g	g	g
			g	g	g

TIME	DINNER	CAL	FAT	CARB	PRO
			g	g	g
			g	g	g
			g	g	g
			g	g	g
			g	g	g

TIME	SNACK	CAL	FAT	CARB	PRO
			g	g	g
			g	g	g
			g	g	g

NOTES: TOTALS

WATER (8-12 oz. per serving)

Day 265 (Date:___/___/_____)

TIME	BREAKFAST	CAL	FAT	CARB	PRO
			g	g	g
			g	g	g
			g	g	g
			g	g	g
	SNACK	**CAL**	**FAT**	**CARB**	**PRO**
			g	g	g
			g	g	g
			g	g	g
	LUNCH	**CAL**	**FAT**	**CARB**	**PRO**
			g	g	g
			g	g	g
			g	g	g
			g	g	g
			g	g	g
	SNACK	**CAL**	**FAT**	**CARB**	**PRO**
			g	g	g
			g	g	g
			g	g	g
	DINNER	**CAL**	**FAT**	**CARB**	**PRO**
			g	g	g
			g	g	g
			g	g	g
			g	g	g
			g	g	g
	SNACK	**CAL**	**FAT**	**CARB**	**PRO**
			g	g	g
			g	g	g
			g	g	g

NOTES: TOTALS

WATER (8-12 oz. per serving)

Day 266 (Date:___/___/_____)

TIME	BREAKFAST	CAL	FAT	CARB	PRO
			g	g	g
			g	g	g
			g	g	g
	SNACK	**CAL**	**FAT**	**CARB**	**PRO**
			g	g	g
			g	g	g
			g	g	g
	LUNCH	**CAL**	**FAT**	**CARB**	**PRO**
			g	g	g
			g	g	g
			g	g	g
			g	g	g
			g	g	g
	SNACK	**CAL**	**FAT**	**CARB**	**PRO**
			g	g	g
			g	g	g
			g	g	g
	DINNER	**CAL**	**FAT**	**CARB**	**PRO**
			g	g	g
			g	g	g
			g	g	g
			g	g	g
			g	g	g
	SNACK	**CAL**	**FAT**	**CARB**	**PRO**
			g	g	g
			g	g	g
			g	g	g

NOTES: TOTALS

WATER (8-12 oz. per serving)

Day 267 (Date:___/___/_____)

TIME	BREAKFAST	CAL	FAT	CARB	PRO
			g	g	g
			g	g	g
			g	g	g
			g	g	g
	SNACK	CAL	FAT	CARB	PRO
			g	g	g
			g	g	g
			g	g	g
	LUNCH	CAL	FAT	CARB	PRO
			g	g	g
			g	g	g
			g	g	g
			g	g	g
			g	g	g
	SNACK	CAL	FAT	CARB	PRO
			g	g	g
			g	g	g
			g	g	g
	DINNER	CAL	FAT	CARB	PRO
			g	g	g
			g	g	g
			g	g	g
			g	g	g
			g	g	g
	SNACK	CAL	FAT	CARB	PRO
			g	g	g
			g	g	g
			g	g	g

NOTES: TOTALS

WATER (8-12 oz. per serving)

Day 268 (Date:___/___/_____)

TIME	BREAKFAST	CAL	FAT	CARB	PRO
			g	g	g
			g	g	g
			g	g	g
			g	g	g
	SNACK	**CAL**	**FAT**	**CARB**	**PRO**
			g	g	g
			g	g	g
			g	g	g
	LUNCH	**CAL**	**FAT**	**CARB**	**PRO**
			g	g	g
			g	g	g
			g	g	g
			g	g	g
			g	g	g
	SNACK	**CAL**	**FAT**	**CARB**	**PRO**
			g	g	g
			g	g	g
			g	g	g
	DINNER	**CAL**	**FAT**	**CARB**	**PRO**
			g	g	g
			g	g	g
			g	g	g
			g	g	g
			g	g	g
	SNACK	**CAL**	**FAT**	**CARB**	**PRO**
			g	g	g
			g	g	g
			g	g	g

NOTES: TOTALS

WATER (8-12 oz. per serving)

Day 269 (Date:___/___/_____)

TIME	BREAKFAST	CAL	FAT	CARB	PRO
			g	g	g
			g	g	g
			g	g	g
			g	g	g
	SNACK	**CAL**	**FAT**	**CARB**	**PRO**
			g	g	g
			g	g	g
			g	g	g
	LUNCH	**CAL**	**FAT**	**CARB**	**PRO**
			g	g	g
			g	g	g
			g	g	g
			g	g	g
			g	g	g
	SNACK	**CAL**	**FAT**	**CARB**	**PRO**
			g	g	g
			g	g	g
			g	g	g
	DINNER	**CAL**	**FAT**	**CARB**	**PRO**
			g	g	g
			g	g	g
			g	g	g
			g	g	g
			g	g	g
	SNACK	**CAL**	**FAT**	**CARB**	**PRO**
			g	g	g
			g	g	g
			g	g	g

NOTES: TOTALS

WATER (8-12 oz. per serving)

Day 270 (Date:___/___/_____)

TIME	BREAKFAST	CAL	FAT	CARB	PRO
			M	M	M
			g	g	g
			g	g	g
			g	g	g

TIME	SNACK	CAL	FAT	CARB	PRO
			g	g	g
			g	g	g
			g	g	g

TIME	LUNCH	CAL	FAT	CARB	PRO
			g	g	g
			g	g	g
			g	g	g
			g	g	g
			g	g	g

TIME	SNACK	CAL	FAT	CARB	PRO
			g	g	g
			g	g	g
			g	g	g

TIME	DINNER	CAL	FAT	CARB	PRO
			g	g	g
			g	g	g
			g	g	g
			g	g	g
			g	g	g

TIME	SNACK	CAL	FAT	CARB	PRO
			g	g	g
			g	g	g
			g	g	g

NOTES: TOTALS

WATER (8-12 oz. per serving)

Day 271 (Date:___/___/_____)

TIME	BREAKFAST	CAL	FAT	CARB	PRO
			g	g	g
			g	g	g
			g	g	g
			g	g	g
	SNACK	CAL	FAT	CARB	PRO
			g	g	g
			g	g	g
			g	g	g
	LUNCH	CAL	FAT	CARB	PRO
			g	g	g
			g	g	g
			g	g	g
			g	g	g
			g	g	g
	SNACK	CAL	FAT	CARB	PRO
			g	g	g
			g	g	g
			g	g	g
	DINNER	CAL	FAT	CARB	PRO
			g	g	g
			g	g	g
			g	g	g
			g	g	g
			g	g	g
	SNACK	CAL	FAT	CARB	PRO
			g	g	g
			g	g	g
			g	g	g

NOTES: TOTALS

WATER (8-12 oz. per serving)

Day 272 (Date:___/___/_____)

TIME	BREAKFAST	CAL	FAT	CARB	PRO
			g	g	g
			g	g	g
			g	g	g
			g	g	g
	SNACK	CAL	FAT	CARB	PRO
			g	g	g
			g	g	g
			g	g	g
	LUNCH	CAL	FAT	CARB	PRO
			g	g	g
			g	g	g
			g	g	g
			g	g	g
			g	g	g
	SNACK	CAL	FAT	CARB	PRO
			g	g	g
			g	g	g
			g	g	g
	DINNER	CAL	FAT	CARB	PRO
			g	g	g
			g	g	g
			g	g	g
			g	g	g
			g	g	g
	SNACK	CAL	FAT	CARB	PRO
			g	g	g
			g	g	g
			g	g	g
NOTES:		TOTALS			

WATER (8-12 oz. per serving)

Day 273 (Date:___/___/_____)

TIME	BREAKFAST	CAL	FAT	CARB	PRO
			g	g	g
			g	g	g
			g	g	g
			g	g	g
	SNACK	CAL	FAT	CARB	PRO
			g	g	g
			g	g	g
			g	g	g
	LUNCH	CAL	FAT	CARB	PRO
			g	g	g
			g	g	g
			g	g	g
			g	g	g
			g	g	g
	SNACK	CAL	FAT	CARB	PRO
			g	g	g
			g	g	g
			g	g	g
	DINNER	CAL	FAT	CARB	PRO
			g	g	g
			g	g	g
			g	g	g
			g	g	g
			g	g	g
	SNACK	CAL	FAT	CARB	PRO
			g	g	g
			g	g	g
			g	g	g

NOTES: TOTALS

WATER (8-12 oz. per serving)

3RD QUARTER NOTES

Day 274 (Date:___/___/_____)

TIME	BREAKFAST	CAL	FAT	CARB	PRO
			g	g	g
			g	g	g
			g	g	g
			g	g	g
	SNACK	CAL	FAT	CARB	PRO
			g	g	g
			g	g	g
			g	g	g
	LUNCH	CAL	FAT	CARB	PRO
			g	g	g
			g	g	g
			g	g	g
			g	g	g
			g	g	g
	SNACK	CAL	FAT	CARB	PRO
			g	g	g
			g	g	g
			g	g	g
	DINNER	CAL	FAT	CARB	PRO
			g	g	g
			g	g	g
			g	g	g
			g	g	g
			g	g	g
	SNACK	CAL	FAT	CARB	PRO
			g	g	g
			g	g	g
			g	g	g

NOTES: TOTALS

WATER (8-12 oz. per serving)

Day 275 (Date:___/___/_____)

TIME	BREAKFAST	CAL	FAT	CARB	PRO
			g	g	g
			g	g	g
			g	g	g
			g	g	g
	SNACK	CAL	FAT	CARB	PRO
			g	g	g
			g	g	g
			g	g	g
	LUNCH	CAL	FAT	CARB	PRO
			g	g	g
			g	g	g
			g	g	g
			g	g	g
			g	g	g
	SNACK	CAL	FAT	CARB	PRO
			g	g	g
			g	g	g
			g	g	g
	DINNER	CAL	FAT	CARB	PRO
			g	g	g
			g	g	g
			g	g	g
			g	g	g
			g	g	g
	SNACK	CAL	FAT	CARB	PRO
			g	g	g
			g	g	g
			g	g	g
NOTES:	TOTALS				

WATER (8-12 oz. per serving)

Day 276 (Date:___/___/_____)

TIME	BREAKFAST	CAL	FAT	CARB	PRO
			g	g	g
			g	g	g
			g	g	g
			g	g	g
	SNACK	CAL	FAT	CARB	PRO
			g	g	g
			g	g	g
			g	g	g
	LUNCH	CAL	FAT	CARB	PRO
			g	g	g
			g	g	g
			g	g	g
			g	g	g
			g	g	g
	SNACK	CAL	FAT	CARB	PRO
			g	g	g
			g	g	g
			g	g	g
	DINNER	CAL	FAT	CARB	PRO
			g	g	g
			g	g	g
			g	g	g
			g	g	g
			g	g	g
	SNACK	CAL	FAT	CARB	PRO
			g	g	g
			g	g	g
			g	g	g

NOTES: TOTALS

WATER (8-12 oz. per serving)

Day 277 (Date:___/___/_____)

TIME	BREAKFAST	CAL	FAT	CARB	PRO
			g	g	g
			g	g	g
			g	g	g
			g	g	g

	SNACK	CAL	FAT	CARB	PRO
			g	g	g
			g	g	g
			g	g	g

	LUNCH	CAL	FAT	CARB	PRO
			g	g	g
			g	g	g
			g	g	g
			g	g	g
			g	g	g

	SNACK	CAL	FAT	CARB	PRO
			g	g	g
			g	g	g
			g	g	g

	DINNER	CAL	FAT	CARB	PRO
			g	g	g
			g	g	g
			g	g	g
			g	g	g
			g	g	g

	SNACK	CAL	FAT	CARB	PRO
			g	g	g
			g	g	g
			g	g	g

NOTES: TOTALS

WATER (8-12 oz. per serving)

Day 278 (Date:___/___/_____)

TIME	BREAKFAST	CAL	FAT	CARB	PRO
			g	g	g
			g	g	g
			g	g	g
			g	g	g
	SNACK	CAL	FAT	CARB	PRO
			g	g	g
			g	g	g
			g	g	g
	LUNCH	CAL	FAT	CARB	PRO
			g	g	g
			g	g	g
			g	g	g
			g	g	g
			g	g	g
	SNACK	CAL	FAT	CARB	PRO
			g	g	g
			g	g	g
			g	g	g
	DINNER	CAL	FAT	CARB	PRO
			g	g	g
			g	g	g
			g	g	g
			g	g	g
			g	g	g
	SNACK	CAL	FAT	CARB	PRO
			g	g	g
			g	g	g
			g	g	g

NOTES: TOTALS

WATER (8-12 oz. per serving)

Day 279 (Date:___/___/_____)

TIME	BREAKFAST	CAL	FAT	CARB	PRO
			g	g	g
			g	g	g
			g	g	g
			g	g	g
	SNACK	CAL	FAT	CARB	PRO
			g	g	g
			g	g	g
			g	g	g
	LUNCH	CAL	FAT	CARB	PRO
			g	g	g
			g	g	g
			g	g	g
			g	g	g
			g	g	g
	SNACK	CAL	FAT	CARB	PRO
			g	g	g
			g	g	g
			g	g	g
	DINNER	CAL	FAT	CARB	PRO
			g	g	g
			g	g	g
			g	g	g
			g	g	g
			g	g	g
	SNACK	CAL	FAT	CARB	PRO
			g	g	g
			g	g	g
			g	g	g

NOTES: TOTALS

WATER (8-12 oz. per serving)

Day 280 (Date:___/___/_____)

TIME	BREAKFAST	CAL	FAT	CARB	PRO
			g	g	g
			g	g	g
			g	g	g
			g	g	g
	SNACK	CAL	FAT	CARB	PRO
			g	g	g
			g	g	g
			g	g	g
	LUNCH	CAL	FAT	CARB	PRO
			g	g	g
			g	g	g
			g	g	g
			g	g	g
			g	g	g
	SNACK	CAL	FAT	CARB	PRO
			g	g	g
			g	g	g
			g	g	g
	DINNER	CAL	FAT	CARB	PRO
			g	g	g
			g	g	g
			g	g	g
			g	g	g
			g	g	g
	SNACK	CAL	FAT	CARB	PRO
			g	g	g
			g	g	g
			g	g	g

NOTES:

TOTALS

WATER (8-12 oz. per serving)

Day 281 (Date:___/___/_____)

TIME	BREAKFAST	CAL	FAT	CARB	PRO
			g	g	g
			g	g	g
			g	g	g
			g	g	g
	SNACK	CAL	FAT	CARB	PRO
			g	g	g
			g	g	g
			g	g	g
	LUNCH	CAL	FAT	CARB	PRO
			g	g	g
			g	g	g
			g	g	g
			g	g	g
			g	g	g
	SNACK	CAL	FAT	CARB	PRO
			g	g	g
			g	g	g
			g	g	g
	DINNER	CAL	FAT	CARB	PRO
			g	g	g
			g	g	g
			g	g	g
			g	g	g
			g	g	g
	SNACK	CAL	FAT	CARB	PRO
			g	g	g
			g	g	g
			g	g	g

NOTES: TOTALS

WATER (8-12 oz. per serving)

Day 282 (Date:___/___/_____)

TIME	BREAKFAST	CAL	FAT	CARB	PRO
			g	g	g
			g	g	g
			g	g	g
			g	g	g
	SNACK	**CAL**	**FAT**	**CARB**	**PRO**
			g	g	g
			g	g	g
			g	g	g
	LUNCH	**CAL**	**FAT**	**CARB**	**PRO**
			g	g	g
			g	g	g
			g	g	g
			g	g	g
			g	g	g
	SNACK	**CAL**	**FAT**	**CARB**	**PRO**
			g	g	g
			g	g	g
			g	g	g
	DINNER	**CAL**	**FAT**	**CARB**	**PRO**
			g	g	g
			g	g	g
			g	g	g
			g	g	g
			g	g	g
	SNACK	**CAL**	**FAT**	**CARB**	**PRO**
			g	g	g
			g	g	g
			g	g	g

NOTES: TOTALS

WATER (8-12 oz. per serving)

Day 283 (Date:___/___/_____)

TIME	BREAKFAST	CAL	FAT	CARB	PRO
			g	g	g
			g	g	g
			g	g	g
			g	g	g
	SNACK	CAL	FAT	CARB	PRO
			g	g	g
			g	g	g
			g	g	g
	LUNCH	CAL	FAT	CARB	PRO
			g	g	g
			g	g	g
			g	g	g
			g	g	g
			g	g	g
	SNACK	CAL	FAT	CARB	PRO
			g	g	g
			g	g	g
			g	g	g
	DINNER	CAL	FAT	CARB	PRO
			g	g	g
			g	g	g
			g	g	g
			g	g	g
			g	g	g
	SNACK	CAL	FAT	CARB	PRO
			g	g	g
			g	g	g
			g	g	g

NOTES: TOTALS

WATER (8-12 oz. per serving)

Day 284 (Date:___/___/_____)

TIME	BREAKFAST	CAL	FAT	CARB	PRO
			g	g	g
			g	g	g
			g	g	g
			g	g	g
	SNACK	**CAL**	**FAT**	**CARB**	**PRO**
			g	g	g
			g	g	g
			g	g	g
	LUNCH	**CAL**	**FAT**	**CARB**	**PRO**
			g	g	g
			g	g	g
			g	g	g
			g	g	g
			g	g	g
	SNACK	**CAL**	**FAT**	**CARB**	**PRO**
			g	g	g
			g	g	g
			g	g	g
	DINNER	**CAL**	**FAT**	**CARB**	**PRO**
			g	g	g
			g	g	g
			g	g	g
			g	g	g
			g	g	g
	SNACK	**CAL**	**FAT**	**CARB**	**PRO**
			g	g	g
			g	g	g
			g	g	g

NOTES: TOTALS

WATER (8-12 oz. per serving)

Day 285 (Date:___/___/_____)

TIME	BREAKFAST	CAL	FAT	CARB	PRO
			g	g	g
			g	g	g
			g	g	g
			g	g	g
	SNACK	**CAL**	**FAT**	**CARB**	**PRO**
			g	g	g
			g	g	g
			g	g	g
	LUNCH	**CAL**	**FAT**	**CARB**	**PRO**
			g	g	g
			g	g	g
			g	g	g
			g	g	g
			g	g	g
	SNACK	**CAL**	**FAT**	**CARB**	**PRO**
			g	g	g
			g	g	g
			g	g	g
	DINNER	**CAL**	**FAT**	**CARB**	**PRO**
			g	g	g
			g	g	g
			g	g	g
			g	g	g
			g	g	g
	SNACK	**CAL**	**FAT**	**CARB**	**PRO**
			g	g	g
			g	g	g
			g	g	g

NOTES: TOTALS

WATER (8-12 oz. per serving)

Day 286 (Date:___/___/_____)

TIME	BREAKFAST	CAL	FAT	CARB	PRO
			g	g	g
			g	g	g
			g	g	g
			g	g	g
	SNACK	CAL	FAT	CARB	PRO
			g	g	g
			g	g	g
			g	g	g
	LUNCH	CAL	FAT	CARB	PRO
			g	g	g
			g	g	g
			g	g	g
			g	g	g
			g	g	g
	SNACK	CAL	FAT	CARB	PRO
			g	g	g
			g	g	g
			g	g	g
	DINNER	CAL	FAT	CARB	PRO
			g	g	g
			g	g	g
			g	g	g
			g	g	g
			g	g	g
	SNACK	CAL	FAT	CARB	PRO
			g	g	g
			g	g	g
			g	g	g

NOTES:

TOTALS

WATER (8-12 oz. per serving)

Day 287 (Date:___/___/_____)

TIME	BREAKFAST	CAL	FAT	CARB	PRO
			g	g	g
			g	g	g
			g	g	g
			g	g	g
	SNACK	**CAL**	**FAT**	**CARB**	**PRO**
			g	g	g
			g	g	g
			g	g	g
	LUNCH	**CAL**	**FAT**	**CARB**	**PRO**
			g	g	g
			g	g	g
			g	g	g
			g	g	g
			g	g	g
	SNACK	**CAL**	**FAT**	**CARB**	**PRO**
			g	g	g
			g	g	g
			g	g	g
	DINNER	**CAL**	**FAT**	**CARB**	**PRO**
			g	g	g
			g	g	g
			g	g	g
			g	g	g
			g	g	g
	SNACK	**CAL**	**FAT**	**CARB**	**PRO**
			g	g	g
			g	g	g
			g	g	g

NOTES: TOTALS

WATER (8-12 oz. per serving)

Day 288 (Date:___/___/_____)

TIME	BREAKFAST	CAL	FAT	CARB	PRO
			g	g	g
			g	g	g
			g	g	g
			g	g	g
	SNACK	CAL	FAT	CARB	PRO
			g	g	g
			g	g	g
			g	g	g
	LUNCH	CAL	FAT	CARB	PRO
			g	g	g
			g	g	g
			g	g	g
			g	g	g
			g	g	g
	SNACK	CAL	FAT	CARB	PRO
			g	g	g
			g	g	g
			g	g	g
	DINNER	CAL	FAT	CARB	PRO
			g	g	g
			g	g	g
			g	g	g
			g	g	g
			g	g	g
	SNACK	CAL	FAT	CARB	PRO
			g	g	g
			g	g	g
			g	g	g

NOTES: TOTALS

WATER (8-12 oz. per serving)

Day 289 (Date:___/___/_____)

TIME	BREAKFAST	CAL	FAT	CARB	PRO
			g	g	g
			g	g	g
			g	g	g
			g	g	g
	SNACK	CAL	FAT	CARB	PRO
			g	g	g
			g	g	g
			g	g	g
	LUNCH	CAL	FAT	CARB	PRO
			g	g	g
			g	g	g
			g	g	g
			g	g	g
			g	g	g
	SNACK	CAL	FAT	CARB	PRO
			g	g	g
			g	g	g
			g	g	g
	DINNER	CAL	FAT	CARB	PRO
			g	g	g
			g	g	g
			g	g	g
			g	g	g
			g	g	g
	SNACK	CAL	FAT	CARB	PRO
			g	g	g
			g	g	g
			g	g	g

NOTES: TOTALS

WATER (8-12 oz. per serving)

Day 290 (Date:___/___/_____)

TIME	BREAKFAST	CAL	FAT	CARB	PRO
			g	g	g
			g	g	g
			g	g	g
			g	g	g
	SNACK	CAL	FAT	CARB	PRO
			g	g	g
			g	g	g
			g	g	g
	LUNCH	CAL	FAT	CARB	PRO
			g	g	g
			g	g	g
			g	g	g
			g	g	g
			g	g	g
	SNACK	CAL	FAT	CARB	PRO
			g	g	g
			g	g	g
			g	g	g
	DINNER	CAL	FAT	CARB	PRO
			g	g	g
			g	g	g
			g	g	g
			g	g	g
			g	g	g
	SNACK	CAL	FAT	CARB	PRO
			g	g	g
			g	g	g
			g	g	g

NOTES: TOTALS

WATER (8-12 oz. per serving)

Day 291 (Date:___/___/_____)

TIME	BREAKFAST	CAL	FAT	CARB	PRO
			g	g	g
			g	g	g
			g	g	g
			g	g	g
	SNACK	CAL	FAT	CARB	PRO
			g	g	g
			g	g	g
			g	g	g
	LUNCH	CAL	FAT	CARB	PRO
			g	g	g
			g	g	g
			g	g	g
			g	g	g
			g	g	g
	SNACK	CAL	FAT	CARB	PRO
			g	g	g
			g	g	g
			g	g	g
	DINNER	CAL	FAT	CARB	PRO
			g	g	g
			g	g	g
			g	g	g
			g	g	g
			g	g	g
	SNACK	CAL	FAT	CARB	PRO
			g	g	g
			g	g	g
			g	g	g
NOTES:	TOTALS				

WATER (8-12 oz. per serving)

Day 292 (Date:___/___/_____)

TIME	BREAKFAST	CAL	FAT	CARB	PRO
			g	g	g
			g	g	g
			g	g	g
			g	g	g
	SNACK	**CAL**	**FAT**	**CARB**	**PRO**
			g	g	g
			g	g	g
			g	g	g
	LUNCH	**CAL**	**FAT**	**CARB**	**PRO**
			g	g	g
			g	g	g
			g	g	g
			g	g	g
			g	g	g
	SNACK	**CAL**	**FAT**	**CARB**	**PRO**
			g	g	g
			g	g	g
			g	g	g
	DINNER	**CAL**	**FAT**	**CARB**	**PRO**
			g	g	g
			g	g	g
			g	g	g
			g	g	g
			g	g	g
	SNACK	**CAL**	**FAT**	**CARB**	**PRO**
			g	g	g
			g	g	g
			g	g	g

NOTES: TOTALS

WATER (8-12 oz. per serving)

Day 293 (Date:___/___/_____)

TIME	BREAKFAST	CAL	FAT	CARB	PRO
			g	g	g
			g	g	g
			g	g	g
			g	g	g
	SNACK	CAL	FAT	CARB	PRO
			g	g	g
			g	g	g
			g	g	g
	LUNCH	CAL	FAT	CARB	PRO
			g	g	g
			g	g	g
			g	g	g
			g	g	g
			g	g	g
	SNACK	CAL	FAT	CARB	PRO
			g	g	g
			g	g	g
			g	g	g
	DINNER	CAL	FAT	CARB	PRO
			g	g	g
			g	g	g
			g	g	g
			g	g	g
			g	g	g
	SNACK	CAL	FAT	CARB	PRO
			g	g	g
			g	g	g
			g	g	g

NOTES: TOTALS

WATER (8-12 oz. per serving)

Day 294 (Date:___/___/_____)

TIME	BREAKFAST	CAL	FAT	CARB	PRO
			g	g	g
			g	g	g
			g	g	g
			g	g	g
	SNACK	CAL	FAT	CARB	PRO
			g	g	g
			g	g	g
			g	g	g
	LUNCH	CAL	FAT	CARB	PRO
			g	g	g
			g	g	g
			g	g	g
			g	g	g
			g	g	g
	SNACK	CAL	FAT	CARB	PRO
			g	g	g
			g	g	g
			g	g	g
	DINNER	CAL	FAT	CARB	PRO
			g	g	g
			g	g	g
			g	g	g
			g	g	g
			g	g	g
	SNACK	CAL	FAT	CARB	PRO
			g	g	g
			g	g	g
			g	g	g

NOTES: TOTALS

WATER (8-12 oz. per serving)

Day 295 (Date:___/___/_____)

TIME	BREAKFAST	CAL	FAT	CARB	PRO
			g	g	g
			g	g	g
			g	g	g
			g	g	g
	SNACK	CAL	FAT	CARB	PRO
			g	g	g
			g	g	g
			g	g	g
	LUNCH	CAL	FAT	CARB	PRO
			g	g	g
			g	g	g
			g	g	g
			g	g	g
			g	g	g
	SNACK	CAL	FAT	CARB	PRO
			g	g	g
			g	g	g
			g	g	g
	DINNER	CAL	FAT	CARB	PRO
			g	g	g
			g	g	g
			g	g	g
			g	g	g
			g	g	g
	SNACK	CAL	FAT	CARB	PRO
			g	g	g
			g	g	g
			g	g	g

NOTES: TOTALS

WATER (8-12 oz. per serving)

Day 296 (Date:___/___/_____)

TIME	BREAKFAST	CAL	FAT	CARB	PRO
			g	g	g
			g	g	g
			g	g	g
			g	g	g
	SNACK	**CAL**	**FAT**	**CARB**	**PRO**
			g	g	g
			g	g	g
			g	g	g
	LUNCH	**CAL**	**FAT**	**CARB**	**PRO**
			g	g	g
			g	g	g
			g	g	g
			g	g	g
			g	g	g
	SNACK	**CAL**	**FAT**	**CARB**	**PRO**
			g	g	g
			g	g	g
			g	g	g
	DINNER	**CAL**	**FAT**	**CARB**	**PRO**
			g	g	g
			g	g	g
			g	g	g
			g	g	g
			g	g	g
	SNACK	**CAL**	**FAT**	**CARB**	**PRO**
			g	g	g
			g	g	g
			g	g	g

NOTES: TOTALS

WATER (8-12 oz. per serving)

Day 297 (Date:___/___/_____)

TIME	BREAKFAST	CAL	FAT	CARB	PRO
			g	g	g
			g	g	g
			g	g	g
			g	g	g
	SNACK	**CAL**	**FAT**	**CARB**	**PRO**
			g	g	g
			g	g	g
			g	g	g
	LUNCH	**CAL**	**FAT**	**CARB**	**PRO**
			g	g	g
			g	g	g
			g	g	g
			g	g	g
			g	g	g
	SNACK	**CAL**	**FAT**	**CARB**	**PRO**
			g	g	g
			g	g	g
			g	g	g
	DINNER	**CAL**	**FAT**	**CARB**	**PRO**
			g	g	g
			g	g	g
			g	g	g
			g	g	g
			g	g	g
	SNACK	**CAL**	**FAT**	**CARB**	**PRO**
			g	g	g
			g	g	g
			g	g	g

NOTES: TOTALS

WATER (8-12 oz. per serving)

Day 298 (Date:___/___/_____)

TIME	BREAKFAST	CAL	FAT	CARB	PRO
			g	g	g
			g	g	g
			g	g	g
			g	g	g
	SNACK	**CAL**	**FAT**	**CARB**	**PRO**
			g	g	g
			g	g	g
			g	g	g
	LUNCH	**CAL**	**FAT**	**CARB**	**PRO**
			g	g	g
			g	g	g
			g	g	g
			g	g	g
			g	g	g
	SNACK	**CAL**	**FAT**	**CARB**	**PRO**
			g	g	g
			g	g	g
			g	g	g
	DINNER	**CAL**	**FAT**	**CARB**	**PRO**
			g	g	g
			g	g	g
			g	g	g
			g	g	g
			g	g	g
	SNACK	**CAL**	**FAT**	**CARB**	**PRO**
			g	g	g
			g	g	g
			g	g	g

NOTES: TOTALS

WATER (8-12 oz. per serving)

Day 299 (Date:___/___/_____)

TIME	BREAKFAST	CAL	FAT	CARB	PRO
			g	g	g
			g	g	g
			g	g	g
			g	g	g
	SNACK	CAL	FAT	CARB	PRO
			g	g	g
			g	g	g
			g	g	g
	LUNCH	CAL	FAT	CARB	PRO
			g	g	g
			g	g	g
			g	g	g
			g	g	g
			g	g	g
	SNACK	CAL	FAT	CARB	PRO
			g	g	g
			g	g	g
			g	g	g
	DINNER	CAL	FAT	CARB	PRO
			g	g	g
			g	g	g
			g	g	g
			g	g	g
			g	g	g
	SNACK	CAL	FAT	CARB	PRO
			g	g	g
			g	g	g
			g	g	g

NOTES: TOTALS

WATER (8-12 oz. per serving)

Day 300 (Date:___/___/_____)

TIME	BREAKFAST	CAL	FAT	CARB	PRO
			g	g	g
			g	g	g
			g	g	g
			g	g	g
	SNACK	**CAL**	**FAT**	**CARB**	**PRO**
			g	g	g
			g	g	g
			g	g	g
	LUNCH	**CAL**	**FAT**	**CARB**	**PRO**
			g	g	g
			g	g	g
			g	g	g
			g	g	g
			g	g	g
	SNACK	**CAL**	**FAT**	**CARB**	**PRO**
			g	g	g
			g	g	g
			g	g	g
	DINNER	**CAL**	**FAT**	**CARB**	**PRO**
			g	g	g
			g	g	g
			g	g	g
			g	g	g
			g	g	g
	SNACK	**CAL**	**FAT**	**CARB**	**PRO**
			g	g	g
			g	g	g
			g	g	g

NOTES: TOTALS

WATER (8-12 oz. per serving)

Day 301 (Date:___/___/_____)

TIME	BREAKFAST	CAL	FAT	CARB	PRO
			g	g	g
			g	g	g
			g	g	g
			g	g	g
	SNACK	CAL	FAT	CARB	PRO
			g	g	g
			g	g	g
			g	g	g
	LUNCH	CAL	FAT	CARB	PRO
			g	g	g
			g	g	g
			g	g	g
			g	g	g
			g	g	g
	SNACK	CAL	FAT	CARB	PRO
			g	g	g
			g	g	g
			g	g	g
	DINNER	CAL	FAT	CARB	PRO
			g	g	g
			g	g	g
			g	g	g
			g	g	g
			g	g	g
	SNACK	CAL	FAT	CARB	PRO
			g	g	g
			g	g	g
			g	g	g

NOTES: TOTALS

WATER (8-12 oz. per serving)

Day 302 (Date:___/___/_____)

TIME	BREAKFAST	CAL	FAT	CARB	PRO
			g	g	g
			g	g	g
			g	g	g
			g	g	g
	SNACK	**CAL**	**FAT**	**CARB**	**PRO**
			g	g	g
			g	g	g
			g	g	g
	LUNCH	**CAL**	**FAT**	**CARB**	**PRO**
			g	g	g
			g	g	g
			g	g	g
			g	g	g
			g	g	g
	SNACK	**CAL**	**FAT**	**CARB**	**PRO**
			g	g	g
			g	g	g
			g	g	g
	DINNER	**CAL**	**FAT**	**CARB**	**PRO**
			g	g	g
			g	g	g
			g	g	g
			g	g	g
			g	g	g
	SNACK	**CAL**	**FAT**	**CARB**	**PRO**
			g	g	g
			g	g	g
			g	g	g

NOTES: TOTALS

WATER (8-12 oz. per serving)

Day 303 (Date:___/___/_____)

TIME	BREAKFAST	CAL	FAT	CARB	PRO
			g	g	g
			g	g	g
			g	g	g
			g	g	g
	SNACK	CAL	FAT	CARB	PRO
			g	g	g
			g	g	g
			g	g	g
	LUNCH	CAL	FAT	CARB	PRO
			g	g	g
			g	g	g
			g	g	g
			g	g	g
			g	g	g
	SNACK	CAL	FAT	CARB	PRO
			g	g	g
			g	g	g
			g	g	g
	DINNER	CAL	FAT	CARB	PRO
			g	g	g
			g	g	g
			g	g	g
			g	g	g
			g	g	g
	SNACK	CAL	FAT	CARB	PRO
			g	g	g
			g	g	g
			g	g	g

NOTES: TOTALS

WATER (8-12 oz. per serving)

Day 304 (Date:___/___/_____)

TIME	BREAKFAST	CAL	FAT	CARB	PRO
			g	g	g
			g	g	g
			g	g	g
			g	g	g
	SNACK	CAL	FAT	CARB	PRO
			g	g	g
			g	g	g
			g	g	g
	LUNCH	CAL	FAT	CARB	PRO
			g	g	g
			g	g	g
			g	g	g
			g	g	g
			g	g	g
	SNACK	CAL	FAT	CARB	PRO
			g	g	g
			g	g	g
			g	g	g
	DINNER	CAL	FAT	CARB	PRO
			g	g	g
			g	g	g
			g	g	g
			g	g	g
			g	g	g
	SNACK	CAL	FAT	CARB	PRO
			g	g	g
			g	g	g
			g	g	g

NOTES: TOTALS

WATER (8-12 oz. per serving)

Day 305 (Date:___/___/_____)

TIME	BREAKFAST	CAL	FAT	CARB	PRO
			₰	₰	₰
			g	g	g
			g	g	g
			g	g	g
	SNACK	CAL	FAT	CARB	PRO
			g	g	g
			g	g	g
			g	g	g
	LUNCH	CAL	FAT	CARB	PRO
			g	g	g
			g	g	g
			g	g	g
			g	g	g
			g	g	g
	SNACK	CAL	FAT	CARB	PRO
			g	g	g
			g	g	g
			g	g	g
	DINNER	CAL	FAT	CARB	PRO
			g	g	g
			g	g	g
			g	g	g
			g	g	g
			g	g	g
	SNACK	CAL	FAT	CARB	PRO
			g	g	g
			g	g	g
			g	g	g

NOTES: TOTALS

WATER (8-12 oz. per serving)

Day 306 (Date:___/___/_____)

TIME	BREAKFAST	CAL	FAT	CARB	PRO
			g	g	g
			g	g	g
			g	g	g
			g	g	g
	SNACK	CAL	FAT	CARB	PRO
			g	g	g
			g	g	g
			g	g	g
	LUNCH	CAL	FAT	CARB	PRO
			g	g	g
			g	g	g
			g	g	g
			g	g	g
			g	g	g
	SNACK	CAL	FAT	CARB	PRO
			g	g	g
			g	g	g
			g	g	g
	DINNER	CAL	FAT	CARB	PRO
			g	g	g
			g	g	g
			g	g	g
			g	g	g
			g	g	g
	SNACK	CAL	FAT	CARB	PRO
			g	g	g
			g	g	g
			g	g	g

NOTES: TOTALS

WATER (8-12 oz. per serving)

Day 307 (Date:___/___/_____)

TIME	BREAKFAST	CAL	FAT	CARB	PRO
			♨	♨	♨
			g	g	g
			g	g	g
			g	g	g
	SNACK	CAL	FAT	CARB	PRO
			g	g	g
			g	g	g
			g	g	g
	LUNCH	CAL	FAT	CARB	PRO
			g	g	g
			g	g	g
			g	g	g
			g	g	g
			g	g	g
	SNACK	CAL	FAT	CARB	PRO
			g	g	g
			g	g	g
			g	g	g
	DINNER	CAL	FAT	CARB	PRO
			g	g	g
			g	g	g
			g	g	g
			g	g	g
			g	g	g
	SNACK	CAL	FAT	CARB	PRO
			g	g	g
			g	g	g
			g	g	g

NOTES: TOTALS

WATER (8-12 oz. per serving)

Day 308 (Date:___/___/_____)

TIME	BREAKFAST	CAL	FAT	CARB	PRO
			g	g	g
			g	g	g
			g	g	g
			g	g	g
	SNACK	**CAL**	**FAT**	**CARB**	**PRO**
			g	g	g
			g	g	g
			g	g	g
	LUNCH	**CAL**	**FAT**	**CARB**	**PRO**
			g	g	g
			g	g	g
			g	g	g
			g	g	g
			g	g	g
	SNACK	**CAL**	**FAT**	**CARB**	**PRO**
			g	g	g
			g	g	g
			g	g	g
	DINNER	**CAL**	**FAT**	**CARB**	**PRO**
			g	g	g
			g	g	g
			g	g	g
			g	g	g
			g	g	g
	SNACK	**CAL**	**FAT**	**CARB**	**PRO**
			g	g	g
			g	g	g
			g	g	g

NOTES: TOTALS

WATER (8-12 oz. per serving)

Day 309 (Date:___/___/_____)

TIME	BREAKFAST	CAL	FAT	CARB	PRO
			g	g	g
			g	g	g
			g	g	g
			g	g	g
	SNACK	**CAL**	**FAT**	**CARB**	**PRO**
			g	g	g
			g	g	g
			g	g	g
	LUNCH	**CAL**	**FAT**	**CARB**	**PRO**
			g	g	g
			g	g	g
			g	g	g
			g	g	g
			g	g	g
	SNACK	**CAL**	**FAT**	**CARB**	**PRO**
			g	g	g
			g	g	g
			g	g	g
	DINNER	**CAL**	**FAT**	**CARB**	**PRO**
			g	g	g
			g	g	g
			g	g	g
			g	g	g
			g	g	g
	SNACK	**CAL**	**FAT**	**CARB**	**PRO**
			g	g	g
			g	g	g
			g	g	g

NOTES: TOTALS

WATER (8-12 oz. per serving)

Day 310 (Date:___/___/_____)

TIME	BREAKFAST	CAL	FAT	CARB	PRO
			g	g	g
			g	g	g
			g	g	g
			g	g	g
	SNACK	CAL	FAT	CARB	PRO
			g	g	g
			g	g	g
			g	g	g
	LUNCH	CAL	FAT	CARB	PRO
			g	g	g
			g	g	g
			g	g	g
			g	g	g
			g	g	g
	SNACK	CAL	FAT	CARB	PRO
			g	g	g
			g	g	g
			g	g	g
	DINNER	CAL	FAT	CARB	PRO
			g	g	g
			g	g	g
			g	g	g
			g	g	g
			g	g	g
	SNACK	CAL	FAT	CARB	PRO
			g	g	g
			g	g	g
			g	g	g

NOTES:

TOTALS

WATER (8-12 oz. per serving)

Day 311 (Date:___/___/_____)

TIME	BREAKFAST	CAL	FAT	CARB	PRO
			♨	♨	♨
			g	g	g
			g	g	g
			g	g	g
	SNACK	CAL	FAT	CARB	PRO
			g	g	g
			g	g	g
			g	g	g
	LUNCH	CAL	FAT	CARB	PRO
			g	g	g
			g	g	g
			g	g	g
			g	g	g
			g	g	g
	SNACK	CAL	FAT	CARB	PRO
			g	g	g
			g	g	g
			g	g	g
	DINNER	CAL	FAT	CARB	PRO
			g	g	g
			g	g	g
			g	g	g
			g	g	g
			g	g	g
	SNACK	CAL	FAT	CARB	PRO
			g	g	g
			g	g	g
			g	g	g

NOTES:

TOTALS

WATER (8-12 oz. per serving)

Day 312 (Date:___/___/_____)

TIME	BREAKFAST	CAL	FAT	CARB	PRO
			g	g	g
			g	g	g
			g	g	g
			g	g	g
	SNACK	CAL	FAT	CARB	PRO
			g	g	g
			g	g	g
			g	g	g
	LUNCH	CAL	FAT	CARB	PRO
			g	g	g
			g	g	g
			g	g	g
			g	g	g
			g	g	g
	SNACK	CAL	FAT	CARB	PRO
			g	g	g
			g	g	g
			g	g	g
	DINNER	CAL	FAT	CARB	PRO
			g	g	g
			g	g	g
			g	g	g
			g	g	g
			g	g	g
	SNACK	CAL	FAT	CARB	PRO
			g	g	g
			g	g	g
			g	g	g

NOTES: TOTALS

WATER (8-12 oz. per serving)

Day 313 (Date:___/___/_____)

TIME	BREAKFAST	CAL	FAT	CARB	PRO
			g	g	g
			g	g	g
			g	g	g
			g	g	g
	SNACK	**CAL**	**FAT**	**CARB**	**PRO**
			g	g	g
			g	g	g
			g	g	g
	LUNCH	**CAL**	**FAT**	**CARB**	**PRO**
			g	g	g
			g	g	g
			g	g	g
			g	g	g
			g	g	g
	SNACK	**CAL**	**FAT**	**CARB**	**PRO**
			g	g	g
			g	g	g
			g	g	g
	DINNER	**CAL**	**FAT**	**CARB**	**PRO**
			g	g	g
			g	g	g
			g	g	g
			g	g	g
			g	g	g
	SNACK	**CAL**	**FAT**	**CARB**	**PRO**
			g	g	g
			g	g	g
			g	g	g

NOTES: TOTALS

WATER (8-12 oz. per serving)

Day 314 (Date:___/___/_____)

TIME	BREAKFAST	CAL	FAT	CARB	PRO
			g	g	g
			g	g	g
			g	g	g
			g	g	g
	SNACK	CAL	FAT	CARB	PRO
			g	g	g
			g	g	g
			g	g	g
	LUNCH	CAL	FAT	CARB	PRO
			g	g	g
			g	g	g
			g	g	g
			g	g	g
			g	g	g
	SNACK	CAL	FAT	CARB	PRO
			g	g	g
			g	g	g
			g	g	g
	DINNER	CAL	FAT	CARB	PRO
			g	g	g
			g	g	g
			g	g	g
			g	g	g
			g	g	g
	SNACK	CAL	FAT	CARB	PRO
			g	g	g
			g	g	g
			g	g	g

NOTES: TOTALS

WATER (8-12 oz. per serving)

Day 315 (Date:___/___/_____)

TIME	BREAKFAST	CAL	FAT	CARB	PRO
			g	g	g
			g	g	g
			g	g	g
			g	g	g

TIME	SNACK	CAL	FAT	CARB	PRO
			g	g	g
			g	g	g
			g	g	g

TIME	LUNCH	CAL	FAT	CARB	PRO
			g	g	g
			g	g	g
			g	g	g
			g	g	g
			g	g	g

TIME	SNACK	CAL	FAT	CARB	PRO
			g	g	g
			g	g	g
			g	g	g

TIME	DINNER	CAL	FAT	CARB	PRO
			g	g	g
			g	g	g
			g	g	g
			g	g	g
			g	g	g

TIME	SNACK	CAL	FAT	CARB	PRO
			g	g	g
			g	g	g
			g	g	g

NOTES: TOTALS

WATER (8-12 oz. per serving)

Day 316 (Date:___/___/_____)

TIME	BREAKFAST	CAL	FAT	CARB	PRO
			g	g	g
			g	g	g
			g	g	g
			g	g	g
	SNACK	CAL	FAT	CARB	PRO
			g	g	g
			g	g	g
			g	g	g
	LUNCH	CAL	FAT	CARB	PRO
			g	g	g
			g	g	g
			g	g	g
			g	g	g
			g	g	g
	SNACK	CAL	FAT	CARB	PRO
			g	g	g
			g	g	g
			g	g	g
	DINNER	CAL	FAT	CARB	PRO
			g	g	g
			g	g	g
			g	g	g
			g	g	g
			g	g	g
	SNACK	CAL	FAT	CARB	PRO
			g	g	g
			g	g	g
			g	g	g
NOTES:	TOTALS				

WATER (8-12 oz. per serving)

Day 317 (Date:___/___/_____)

TIME	BREAKFAST		CAL	FAT	CARB	PRO
				g	g	g
				g	g	g
				g	g	g
				g	g	g
	SNACK		CAL	FAT	CARB	PRO
				g	g	g
				g	g	g
				g	g	g
	LUNCH		CAL	FAT	CARB	PRO
				g	g	g
				g	g	g
				g	g	g
				g	g	g
				g	g	g
	SNACK		CAL	FAT	CARB	PRO
				g	g	g
				g	g	g
				g	g	g
	DINNER		CAL	FAT	CARB	PRO
				g	g	g
				g	g	g
				g	g	g
				g	g	g
				g	g	g
	SNACK		CAL	FAT	CARB	PRO
				g	g	g
				g	g	g
				g	g	g

NOTES: TOTALS

WATER (8-12 oz. per serving)

Day 318 (Date:___/___/_____)

TIME	BREAKFAST	CAL	FAT	CARB	PRO
			g	g	g
			g	g	g
			g	g	g
			g	g	g
	SNACK	CAL	FAT	CARB	PRO
			g	g	g
			g	g	g
			g	g	g
	LUNCH	CAL	FAT	CARB	PRO
			g	g	g
			g	g	g
			g	g	g
			g	g	g
			g	g	g
	SNACK	CAL	FAT	CARB	PRO
			g	g	g
			g	g	g
			g	g	g
	DINNER	CAL	FAT	CARB	PRO
			g	g	g
			g	g	g
			g	g	g
			g	g	g
			g	g	g
	SNACK	CAL	FAT	CARB	PRO
			g	g	g
			g	g	g
			g	g	g

NOTES: TOTALS

WATER (8-12 oz. per serving)

Day 319 (Date:___/___/_____)

TIME	BREAKFAST		CAL	FAT	CARB	PRO
				g	g	g
				g	g	g
				g	g	g
				g	g	g
	SNACK		CAL	FAT	CARB	PRO
				g	g	g
				g	g	g
				g	g	g
	LUNCH		CAL	FAT	CARB	PRO
				g	g	g
				g	g	g
				g	g	g
				g	g	g
				g	g	g
	SNACK		CAL	FAT	CARB	PRO
				g	g	g
				g	g	g
				g	g	g
	DINNER		CAL	FAT	CARB	PRO
				g	g	g
				g	g	g
				g	g	g
				g	g	g
				g	g	g
	SNACK		CAL	FAT	CARB	PRO
				g	g	g
				g	g	g
				g	g	g
NOTES:		TOTALS				

WATER (8-12 oz. per serving)

Day 320 (Date:___/___/_____)

TIME	BREAKFAST	CAL	FAT	CARB	PRO
			g	g	g
			g	g	g
			g	g	g
			g	g	g
	SNACK	CAL	FAT	CARB	PRO
			g	g	g
			g	g	g
			g	g	g
	LUNCH	CAL	FAT	CARB	PRO
			g	g	g
			g	g	g
			g	g	g
			g	g	g
			g	g	g
	SNACK	CAL	FAT	CARB	PRO
			g	g	g
			g	g	g
			g	g	g
	DINNER	CAL	FAT	CARB	PRO
			g	g	g
			g	g	g
			g	g	g
			g	g	g
			g	g	g
	SNACK	CAL	FAT	CARB	PRO
			g	g	g
			g	g	g
			g	g	g

NOTES: TOTALS

WATER (8-12 oz. per serving)

Day 321 (Date:___/___/_____)

TIME	BREAKFAST	CAL	FAT	CARB	PRO
			g	g	g
			g	g	g
			g	g	g
			g	g	g
	SNACK	CAL	FAT	CARB	PRO
			g	g	g
			g	g	g
			g	g	g
	LUNCH	CAL	FAT	CARB	PRO
			g	g	g
			g	g	g
			g	g	g
			g	g	g
			g	g	g
	SNACK	CAL	FAT	CARB	PRO
			g	g	g
			g	g	g
			g	g	g
	DINNER	CAL	FAT	CARB	PRO
			g	g	g
			g	g	g
			g	g	g
			g	g	g
			g	g	g
	SNACK	CAL	FAT	CARB	PRO
			g	g	g
			g	g	g
			g	g	g

NOTES: TOTALS

WATER (8-12 oz. per serving)

Day 322 (Date:___/___/_____)

TIME	BREAKFAST	CAL	FAT	CARB	PRO
			g	g	g
			g	g	g
			g	g	g
			g	g	g
	SNACK	CAL	FAT	CARB	PRO
			g	g	g
			g	g	g
			g	g	g
	LUNCH	CAL	FAT	CARB	PRO
			g	g	g
			g	g	g
			g	g	g
			g	g	g
			g	g	g
	SNACK	CAL	FAT	CARB	PRO
			g	g	g
			g	g	g
			g	g	g
	DINNER	CAL	FAT	CARB	PRO
			g	g	g
			g	g	g
			g	g	g
			g	g	g
			g	g	g
	SNACK	CAL	FAT	CARB	PRO
			g	g	g
			g	g	g
			g	g	g

NOTES: TOTALS

WATER (8-12 oz. per serving)

Day 323 (Date:___/___/_____)

TIME	BREAKFAST	CAL	FAT	CARB	PRO
			g	g	g
			g	g	g
			g	g	g
	SNACK	**CAL**	**FAT**	**CARB**	**PRO**
			g	g	g
			g	g	g
			g	g	g
	LUNCH	**CAL**	**FAT**	**CARB**	**PRO**
			g	g	g
			g	g	g
			g	g	g
			g	g	g
			g	g	g
	SNACK	**CAL**	**FAT**	**CARB**	**PRO**
			g	g	g
			g	g	g
			g	g	g
	DINNER	**CAL**	**FAT**	**CARB**	**PRO**
			g	g	g
			g	g	g
			g	g	g
			g	g	g
			g	g	g
	SNACK	**CAL**	**FAT**	**CARB**	**PRO**
			g	g	g
			g	g	g
			g	g	g

NOTES: TOTALS

WATER (8-12 oz. per serving)

Day 324 (Date:___/___/_____)

TIME	BREAKFAST	CAL	FAT	CARB	PRO
			g	g	g
			g	g	g
			g	g	g
			g	g	g
	SNACK	CAL	FAT	CARB	PRO
			g	g	g
			g	g	g
			g	g	g
	LUNCH	CAL	FAT	CARB	PRO
			g	g	g
			g	g	g
			g	g	g
			g	g	g
			g	g	g
	SNACK	CAL	FAT	CARB	PRO
			g	g	g
			g	g	g
			g	g	g
	DINNER	CAL	FAT	CARB	PRO
			g	g	g
			g	g	g
			g	g	g
			g	g	g
			g	g	g
	SNACK	CAL	FAT	CARB	PRO
			g	g	g
			g	g	g
			g	g	g

NOTES: TOTALS

WATER (8-12 oz. per serving)

TIME	BREAKFAST	CAL	FAT	CARB	PRO
			⊍	⊍	⊍
			g	g	g
			g	g	g
			g	g	g
	SNACK	CAL	FAT	CARB	PRO
			g	g	g
			g	g	g
			g	g	g
	LUNCH	CAL	FAT	CARB	PRO
			g	g	g
			g	g	g
			g	g	g
			g	g	g
			g	g	g
	SNACK	CAL	FAT	CARB	PRO
			g	g	g
			g	g	g
			g	g	g
	DINNER	CAL	FAT	CARB	PRO
			g	g	g
			g	g	g
			g	g	g
			g	g	g
			g	g	g
	SNACK	CAL	FAT	CARB	PRO
			g	g	g
			g	g	g
			g	g	g

NOTES: TOTALS

WATER (8-12 oz. per serving)

Day 326 (Date:___/___/_____)

TIME	BREAKFAST	CAL	FAT	CARB	PRO
			g	g	g
			g	g	g
			g	g	g
			g	g	g
	SNACK	CAL	FAT	CARB	PRO
			g	g	g
			g	g	g
			g	g	g
	LUNCH	CAL	FAT	CARB	PRO
			g	g	g
			g	g	g
			g	g	g
			g	g	g
			g	g	g
	SNACK	CAL	FAT	CARB	PRO
			g	g	g
			g	g	g
			g	g	g
	DINNER	CAL	FAT	CARB	PRO
			g	g	g
			g	g	g
			g	g	g
			g	g	g
			g	g	g
	SNACK	CAL	FAT	CARB	PRO
			g	g	g
			g	g	g
			g	g	g

NOTES: TOTALS

WATER (8-12 oz. per serving)

Day 327 (Date:___/___/_____)

TIME	BREAKFAST	CAL	FAT	CARB	PRO
			g	g	g
			g	g	g
			g	g	g
			g	g	g
	SNACK	CAL	FAT	CARB	PRO
			g	g	g
			g	g	g
			g	g	g
	LUNCH	CAL	FAT	CARB	PRO
			g	g	g
			g	g	g
			g	g	g
			g	g	g
			g	g	g
	SNACK	CAL	FAT	CARB	PRO
			g	g	g
			g	g	g
			g	g	g
	DINNER	CAL	FAT	CARB	PRO
			g	g	g
			g	g	g
			g	g	g
			g	g	g
			g	g	g
	SNACK	CAL	FAT	CARB	PRO
			g	g	g
			g	g	g
			g	g	g

NOTES: TOTALS

WATER (8-12 oz. per serving)

Day 328 (Date:___/___/_____)

TIME	BREAKFAST	CAL	FAT	CARB	PRO
			g	g	g
			g	g	g
			g	g	g
			g	g	g
	SNACK	CAL	FAT	CARB	PRO
			g	g	g
			g	g	g
			g	g	g
	LUNCH	CAL	FAT	CARB	PRO
			g	g	g
			g	g	g
			g	g	g
			g	g	g
			g	g	g
	SNACK	CAL	FAT	CARB	PRO
			g	g	g
			g	g	g
			g	g	g
	DINNER	CAL	FAT	CARB	PRO
			g	g	g
			g	g	g
			g	g	g
			g	g	g
			g	g	g
	SNACK	CAL	FAT	CARB	PRO
			g	g	g
			g	g	g
			g	g	g

NOTES: TOTALS

WATER (8-12 oz. per serving)

Day 329 (Date:___/___/_____)

TIME	BREAKFAST	CAL	FAT	CARB	PRO
			g	g	g
			g	g	g
			g	g	g
			g	g	g
	SNACK	CAL	FAT	CARB	PRO
			g	g	g
			g	g	g
			g	g	g
	LUNCH	CAL	FAT	CARB	PRO
			g	g	g
			g	g	g
			g	g	g
			g	g	g
			g	g	g
	SNACK	CAL	FAT	CARB	PRO
			g	g	g
			g	g	g
			g	g	g
	DINNER	CAL	FAT	CARB	PRO
			g	g	g
			g	g	g
			g	g	g
			g	g	g
			g	g	g
	SNACK	CAL	FAT	CARB	PRO
			g	g	g
			g	g	g
			g	g	g

NOTES:

TOTALS

WATER (8-12 oz. per serving)

Day 330 (Date:___/___/_____)

TIME	BREAKFAST	CAL	FAT	CARB	PRO
			g	g	g
			g	g	g
			g	g	g
			g	g	g
	SNACK	CAL	FAT	CARB	PRO
			g	g	g
			g	g	g
			g	g	g
	LUNCH	CAL	FAT	CARB	PRO
			g	g	g
			g	g	g
			g	g	g
			g	g	g
			g	g	g
	SNACK	CAL	FAT	CARB	PRO
			g	g	g
			g	g	g
			g	g	g
	DINNER	CAL	FAT	CARB	PRO
			g	g	g
			g	g	g
			g	g	g
			g	g	g
			g	g	g
	SNACK	CAL	FAT	CARB	PRO
			g	g	g
			g	g	g
			g	g	g

NOTES: TOTALS

WATER (8-12 oz. per serving)

Day 331 (Date:___/___/_____)

TIME	BREAKFAST	CAL	FAT	CARB	PRO
			g	g	g
			g	g	g
			g	g	g
			g	g	g
	SNACK	CAL	FAT	CARB	PRO
			g	g	g
			g	g	g
			g	g	g
	LUNCH	CAL	FAT	CARB	PRO
			g	g	g
			g	g	g
			g	g	g
			g	g	g
			g	g	g
	SNACK	CAL	FAT	CARB	PRO
			g	g	g
			g	g	g
			g	g	g
	DINNER	CAL	FAT	CARB	PRO
			g	g	g
			g	g	g
			g	g	g
			g	g	g
			g	g	g
	SNACK	CAL	FAT	CARB	PRO
			g	g	g
			g	g	g
			g	g	g

NOTES:

TOTALS

WATER (8-12 oz. per serving)

Day 332 (Date:___/___/_____)

TIME	BREAKFAST	CAL	FAT	CARB	PRO
			g	g	g
			g	g	g
			g	g	g
			g	g	g
	SNACK	CAL	FAT	CARB	PRO
			g	g	g
			g	g	g
			g	g	g
	LUNCH	CAL	FAT	CARB	PRO
			g	g	g
			g	g	g
			g	g	g
			g	g	g
			g	g	g
	SNACK	CAL	FAT	CARB	PRO
			g	g	g
			g	g	g
			g	g	g
	DINNER	CAL	FAT	CARB	PRO
			g	g	g
			g	g	g
			g	g	g
			g	g	g
			g	g	g
	SNACK	CAL	FAT	CARB	PRO
			g	g	g
			g	g	g
			g	g	g

NOTES: TOTALS

WATER (8-12 oz. per serving)

Day 333 (Date:___/___/_____)

TIME	BREAKFAST	CAL	FAT	CARB	PRO
			ઈ	ઈ	ઈ
			g	g	g
			g	g	g
			g	g	g
	SNACK	CAL	FAT	CARB	PRO
			g	g	g
			g	g	g
			g	g	g
	LUNCH	CAL	FAT	CARB	PRO
			g	g	g
			g	g	g
			g	g	g
			g	g	g
			g	g	g
	SNACK	CAL	FAT	CARB	PRO
			g	g	g
			g	g	g
			g	g	g
	DINNER	CAL	FAT	CARB	PRO
			g	g	g
			g	g	g
			g	g	g
			g	g	g
			g	g	g
	SNACK	CAL	FAT	CARB	PRO
			g	g	g
			g	g	g
			g	g	g

NOTES: TOTALS

WATER (8-12 oz. per serving)

Day 334 (Date:___/___/_____)

TIME	BREAKFAST	CAL	FAT	CARB	PRO
			g	g	g
			g	g	g
			g	g	g
			g	g	g
	SNACK	CAL	FAT	CARB	PRO
			g	g	g
			g	g	g
			g	g	g
	LUNCH	CAL	FAT	CARB	PRO
			g	g	g
			g	g	g
			g	g	g
			g	g	g
			g	g	g
	SNACK	CAL	FAT	CARB	PRO
			g	g	g
			g	g	g
			g	g	g
	DINNER	CAL	FAT	CARB	PRO
			g	g	g
			g	g	g
			g	g	g
			g	g	g
			g	g	g
	SNACK	CAL	FAT	CARB	PRO
			g	g	g
			g	g	g
			g	g	g

NOTES: TOTALS

WATER (8-12 oz. per serving)

Day 335 (Date:___/___/_____)

TIME	BREAKFAST	CAL	FAT	CARB	PRO
			g	g	g
			g	g	g
			g	g	g
			g	g	g
	SNACK	CAL	FAT	CARB	PRO
			g	g	g
			g	g	g
			g	g	g
	LUNCH	CAL	FAT	CARB	PRO
			g	g	g
			g	g	g
			g	g	g
			g	g	g
			g	g	g
	SNACK	CAL	FAT	CARB	PRO
			g	g	g
			g	g	g
			g	g	g
	DINNER	CAL	FAT	CARB	PRO
			g	g	g
			g	g	g
			g	g	g
			g	g	g
			g	g	g
	SNACK	CAL	FAT	CARB	PRO
			g	g	g
			g	g	g
			g	g	g

NOTES:

TOTALS

WATER (8-12 oz. per serving)

Day 336 (Date:___/___/_____)

TIME	BREAKFAST	CAL	FAT	CARB	PRO
			g	g	g
			g	g	g
			g	g	g
			g	g	g
	SNACK	CAL	FAT	CARB	PRO
			g	g	g
			g	g	g
			g	g	g
	LUNCH	CAL	FAT	CARB	PRO
			g	g	g
			g	g	g
			g	g	g
			g	g	g
			g	g	g
	SNACK	CAL	FAT	CARB	PRO
			g	g	g
			g	g	g
			g	g	g
	DINNER	CAL	FAT	CARB	PRO
			g	g	g
			g	g	g
			g	g	g
			g	g	g
			g	g	g
	SNACK	CAL	FAT	CARB	PRO
			g	g	g
			g	g	g
			g	g	g

NOTES: TOTALS

WATER (8-12 oz. per serving)

Day 337 (Date:___/___/_____)

TIME	BREAKFAST	CAL	FAT	CARB	PRO
			C	C	C
			g	g	g
			g	g	g
			g	g	g
	SNACK	CAL	FAT	CARB	PRO
			g	g	g
			g	g	g
			g	g	g
	LUNCH	CAL	FAT	CARB	PRO
			g	g	g
			g	g	g
			g	g	g
			g	g	g
			g	g	g
	SNACK	CAL	FAT	CARB	PRO
			g	g	g
			g	g	g
			g	g	g
	DINNER	CAL	FAT	CARB	PRO
			g	g	g
			g	g	g
			g	g	g
			g	g	g
			g	g	g
	SNACK	CAL	FAT	CARB	PRO
			g	g	g
			g	g	g
			g	g	g

NOTES: TOTALS

WATER (8-12 oz. per serving)

Day 338 (Date:___/___/_____)

TIME	BREAKFAST	CAL	FAT	CARB	PRO
			g	g	g
			g	g	g
			g	g	g
			g	g	g
	SNACK	CAL	FAT	CARB	PRO
			g	g	g
			g	g	g
			g	g	g
	LUNCH	CAL	FAT	CARB	PRO
			g	g	g
			g	g	g
			g	g	g
			g	g	g
			g	g	g
	SNACK	CAL	FAT	CARB	PRO
			g	g	g
			g	g	g
			g	g	g
	DINNER	CAL	FAT	CARB	PRO
			g	g	g
			g	g	g
			g	g	g
			g	g	g
			g	g	g
	SNACK	CAL	FAT	CARB	PRO
			g	g	g
			g	g	g
			g	g	g

NOTES: TOTALS

WATER (8-12 oz. per serving)

Day 339 (Date:___/___/_____)

TIME	BREAKFAST	CAL	FAT	CARB	PRO
			g	g	g
			g	g	g
			g	g	g
			g	g	g
	SNACK	CAL	FAT	CARB	PRO
			g	g	g
			g	g	g
			g	g	g
	LUNCH	CAL	FAT	CARB	PRO
			g	g	g
			g	g	g
			g	g	g
			g	g	g
			g	g	g
	SNACK	CAL	FAT	CARB	PRO
			g	g	g
			g	g	g
			g	g	g
	DINNER	CAL	FAT	CARB	PRO
			g	g	g
			g	g	g
			g	g	g
			g	g	g
			g	g	g
	SNACK	CAL	FAT	CARB	PRO
			g	g	g
			g	g	g
			g	g	g

NOTES: TOTALS

WATER (8-12 oz. per serving)

Day 340 (Date:___/___/_____)

TIME	BREAKFAST	CAL	FAT	CARB	PRO
			g	g	g
			g	g	g
			g	g	g
			g	g	g
	SNACK	**CAL**	**FAT**	**CARB**	**PRO**
			g	g	g
			g	g	g
			g	g	g
	LUNCH	**CAL**	**FAT**	**CARB**	**PRO**
			g	g	g
			g	g	g
			g	g	g
			g	g	g
			g	g	g
	SNACK	**CAL**	**FAT**	**CARB**	**PRO**
			g	g	g
			g	g	g
			g	g	g
	DINNER	**CAL**	**FAT**	**CARB**	**PRO**
			g	g	g
			g	g	g
			g	g	g
			g	g	g
			g	g	g
	SNACK	**CAL**	**FAT**	**CARB**	**PRO**
			g	g	g
			g	g	g
			g	g	g

NOTES: TOTALS

WATER (8-12 oz. per serving)

Day 341 (Date:___/___/_____)

TIME	BREAKFAST	CAL	FAT	CARB	PRO
			C	C	C
			g	g	g
			g	g	g
			g	g	g
	SNACK	**CAL**	**FAT**	**CARB**	**PRO**
			g	g	g
			g	g	g
			g	g	g
	LUNCH	**CAL**	**FAT**	**CARB**	**PRO**
			g	g	g
			g	g	g
			g	g	g
			g	g	g
			g	g	g
	SNACK	**CAL**	**FAT**	**CARB**	**PRO**
			g	g	g
			g	g	g
			g	g	g
	DINNER	**CAL**	**FAT**	**CARB**	**PRO**
			g	g	g
			g	g	g
			g	g	g
			g	g	g
			g	g	g
	SNACK	**CAL**	**FAT**	**CARB**	**PRO**
			g	g	g
			g	g	g
			g	g	g

NOTES: TOTALS

WATER (8-12 oz. per serving)

Day 342 (Date:___/___/_____)

TIME	BREAKFAST	CAL	FAT	CARB	PRO
			g	g	g
			g	g	g
			g	g	g
			g	g	g
	SNACK	CAL	FAT	CARB	PRO
			g	g	g
			g	g	g
			g	g	g
	LUNCH	CAL	FAT	CARB	PRO
			g	g	g
			g	g	g
			g	g	g
			g	g	g
			g	g	g
	SNACK	CAL	FAT	CARB	PRO
			g	g	g
			g	g	g
			g	g	g
	DINNER	CAL	FAT	CARB	PRO
			g	g	g
			g	g	g
			g	g	g
			g	g	g
			g	g	g
	SNACK	CAL	FAT	CARB	PRO
			g	g	g
			g	g	g
			g	g	g

NOTES: TOTALS

WATER (8-12 oz. per serving)

Day 343 (Date:___/___/_____)

TIME	BREAKFAST	CAL	FAT	CARB	PRO
			℧	℧	℧
			g	g	g
			g	g	g
			g	g	g
	SNACK	CAL	FAT	CARB	PRO
			g	g	g
			g	g	g
			g	g	g
	LUNCH	CAL	FAT	CARB	PRO
			g	g	g
			g	g	g
			g	g	g
			g	g	g
			g	g	g
	SNACK	CAL	FAT	CARB	PRO
			g	g	g
			g	g	g
			g	g	g
	DINNER	CAL	FAT	CARB	PRO
			g	g	g
			g	g	g
			g	g	g
			g	g	g
			g	g	g
	SNACK	CAL	FAT	CARB	PRO
			g	g	g
			g	g	g
			g	g	g
NOTES:	TOTALS				

WATER (8-12 oz. per serving)

Day 344 (Date:___/___/____)

TIME	BREAKFAST	CAL	FAT	CARB	PRO
			g	g	g
			g	g	g
			g	g	g
			g	g	g
	SNACK	CAL	FAT	CARB	PRO
			g	g	g
			g	g	g
			g	g	g
	LUNCH	CAL	FAT	CARB	PRO
			g	g	g
			g	g	g
			g	g	g
			g	g	g
			g	g	g
	SNACK	CAL	FAT	CARB	PRO
			g	g	g
			g	g	g
			g	g	g
	DINNER	CAL	FAT	CARB	PRO
			g	g	g
			g	g	g
			g	g	g
			g	g	g
			g	g	g
	SNACK	CAL	FAT	CARB	PRO
			g	g	g
			g	g	g
			g	g	g

NOTES: TOTALS

WATER (8-12 oz. per serving)

Day 345 (Date:___/___/_____)

TIME	BREAKFAST	CAL	FAT	CARB	PRO
			ℓ	ℓ	ℓ
			g	g	g
			g	g	g
			g	g	g
	SNACK	CAL	FAT	CARB	PRO
			g	g	g
			g	g	g
			g	g	g
	LUNCH	CAL	FAT	CARB	PRO
			g	g	g
			g	g	g
			g	g	g
			g	g	g
			g	g	g
	SNACK	CAL	FAT	CARB	PRO
			g	g	g
			g	g	g
			g	g	g
	DINNER	CAL	FAT	CARB	PRO
			g	g	g
			g	g	g
			g	g	g
			g	g	g
			g	g	g
	SNACK	CAL	FAT	CARB	PRO
			g	g	g
			g	g	g
			g	g	g

NOTES: TOTALS

WATER (8-12 oz. per serving)

Day 346 (Date:___/___/_____)

TIME	BREAKFAST	CAL	FAT	CARB	PRO
			g	g	g
			g	g	g
			g	g	g
			g	g	g
	SNACK	CAL	FAT	CARB	PRO
			g	g	g
			g	g	g
			g	g	g
	LUNCH	CAL	FAT	CARB	PRO
			g	g	g
			g	g	g
			g	g	g
			g	g	g
			g	g	g
	SNACK	CAL	FAT	CARB	PRO
			g	g	g
			g	g	g
			g	g	g
	DINNER	CAL	FAT	CARB	PRO
			g	g	g
			g	g	g
			g	g	g
			g	g	g
			g	g	g
	SNACK	CAL	FAT	CARB	PRO
			g	g	g
			g	g	g
			g	g	g

NOTES:

TOTALS

WATER (8-12 oz. per serving)

Day 347 (Date:___/___/_____)

TIME	BREAKFAST	CAL	FAT	CARB	PRO
			⋓	⋓	⋓
			g	g	g
			g	g	g
			g	g	g
	SNACK	CAL	FAT	CARB	PRO
			g	g	g
			g	g	g
			g	g	g
	LUNCH	CAL	FAT	CARB	PRO
			g	g	g
			g	g	g
			g	g	g
			g	g	g
			g	g	g
	SNACK	CAL	FAT	CARB	PRO
			g	g	g
			g	g	g
			g	g	g
	DINNER	CAL	FAT	CARB	PRO
			g	g	g
			g	g	g
			g	g	g
			g	g	g
			g	g	g
	SNACK	CAL	FAT	CARB	PRO
			g	g	g
			g	g	g
			g	g	g

NOTES:

TOTALS

WATER (8-12 oz. per serving)

Day 348 (Date:___/___/_____)

TIME	BREAKFAST	CAL	FAT	CARB	PRO
			g	g	g
			g	g	g
			g	g	g
			g	g	g
	SNACK	CAL	FAT	CARB	PRO
			g	g	g
			g	g	g
			g	g	g
	LUNCH	CAL	FAT	CARB	PRO
			g	g	g
			g	g	g
			g	g	g
			g	g	g
			g	g	g
	SNACK	CAL	FAT	CARB	PRO
			g	g	g
			g	g	g
			g	g	g
	DINNER	CAL	FAT	CARB	PRO
			g	g	g
			g	g	g
			g	g	g
			g	g	g
			g	g	g
	SNACK	CAL	FAT	CARB	PRO
			g	g	g
			g	g	g
			g	g	g

NOTES: TOTALS

WATER (8-12 oz. per serving)

Day 349 (Date:___/___/_____)

TIME	BREAKFAST		CAL	FAT	CARB	PRO
				g	g	g
				g	g	g
				g	g	g
				g	g	g
	SNACK		CAL	FAT	CARB	PRO
				g	g	g
				g	g	g
				g	g	g
	LUNCH		CAL	FAT	CARB	PRO
				g	g	g
				g	g	g
				g	g	g
				g	g	g
				g	g	g
	SNACK		CAL	FAT	CARB	PRO
				g	g	g
				g	g	g
				g	g	g
	DINNER		CAL	FAT	CARB	PRO
				g	g	g
				g	g	g
				g	g	g
				g	g	g
				g	g	g
	SNACK		CAL	FAT	CARB	PRO
				g	g	g
				g	g	g
				g	g	g

NOTES: TOTALS

WATER (8-12 oz. per serving)

Day 350 (Date:___/___/_____)

TIME	BREAKFAST	CAL	FAT	CARB	PRO
			g	g	g
			g	g	g
			g	g	g
			g	g	g
	SNACK	CAL	FAT	CARB	PRO
			g	g	g
			g	g	g
			g	g	g
	LUNCH	CAL	FAT	CARB	PRO
			g	g	g
			g	g	g
			g	g	g
			g	g	g
			g	g	g
	SNACK	CAL	FAT	CARB	PRO
			g	g	g
			g	g	g
			g	g	g
	DINNER	CAL	FAT	CARB	PRO
			g	g	g
			g	g	g
			g	g	g
			g	g	g
			g	g	g
	SNACK	CAL	FAT	CARB	PRO
			g	g	g
			g	g	g
			g	g	g
NOTES:		TOTALS			

WATER (8-12 oz. per serving)

Day 351 (Date:___/___/_____)

TIME	BREAKFAST	CAL	FAT	CARB	PRO
			g	g	g
			g	g	g
			g	g	g
			g	g	g
	SNACK	**CAL**	**FAT**	**CARB**	**PRO**
			g	g	g
			g	g	g
			g	g	g
	LUNCH	**CAL**	**FAT**	**CARB**	**PRO**
			g	g	g
			g	g	g
			g	g	g
			g	g	g
			g	g	g
	SNACK	**CAL**	**FAT**	**CARB**	**PRO**
			g	g	g
			g	g	g
			g	g	g
	DINNER	**CAL**	**FAT**	**CARB**	**PRO**
			g	g	g
			g	g	g
			g	g	g
			g	g	g
			g	g	g
	SNACK	**CAL**	**FAT**	**CARB**	**PRO**
			g	g	g
			g	g	g
			g	g	g

NOTES: TOTALS

WATER (8-12 oz. per serving)

Day 352 (Date:___/___/_____)

TIME	BREAKFAST	CAL	FAT	CARB	PRO
			g	g	g
			g	g	g
			g	g	g
			g	g	g
	SNACK	**CAL**	**FAT**	**CARB**	**PRO**
			g	g	g
			g	g	g
			g	g	g
	LUNCH	**CAL**	**FAT**	**CARB**	**PRO**
			g	g	g
			g	g	g
			g	g	g
			g	g	g
			g	g	g
	SNACK	**CAL**	**FAT**	**CARB**	**PRO**
			g	g	g
			g	g	g
			g	g	g
	DINNER	**CAL**	**FAT**	**CARB**	**PRO**
			g	g	g
			g	g	g
			g	g	g
			g	g	g
			g	g	g
	SNACK	**CAL**	**FAT**	**CARB**	**PRO**
			g	g	g
			g	g	g
			g	g	g
NOTES:		**TOTALS**			

WATER (8-12 oz. per serving)

Day 353 (Date:___/___/_____)

TIME	BREAKFAST	CAL	FAT	CARB	PRO
			g	g	g
			g	g	g
			g	g	g
	SNACK	CAL	FAT	CARB	PRO
			g	g	g
			g	g	g
			g	g	g
	LUNCH	CAL	FAT	CARB	PRO
			g	g	g
			g	g	g
			g	g	g
			g	g	g
			g	g	g
	SNACK	CAL	FAT	CARB	PRO
			g	g	g
			g	g	g
			g	g	g
	DINNER	CAL	FAT	CARB	PRO
			g	g	g
			g	g	g
			g	g	g
			g	g	g
			g	g	g
	SNACK	CAL	FAT	CARB	PRO
			g	g	g
			g	g	g
			g	g	g

NOTES: TOTALS

WATER (8-12 oz. per serving)

Day 354 (Date:___/___/_____)

TIME	BREAKFAST	CAL	FAT	CARB	PRO
			g	g	g
			g	g	g
			g	g	g
			g	g	g
	SNACK	CAL	FAT	CARB	PRO
			g	g	g
			g	g	g
			g	g	g
	LUNCH	CAL	FAT	CARB	PRO
			g	g	g
			g	g	g
			g	g	g
			g	g	g
			g	g	g
	SNACK	CAL	FAT	CARB	PRO
			g	g	g
			g	g	g
			g	g	g
	DINNER	CAL	FAT	CARB	PRO
			g	g	g
			g	g	g
			g	g	g
			g	g	g
			g	g	g
	SNACK	CAL	FAT	CARB	PRO
			g	g	g
			g	g	g
			g	g	g

NOTES: TOTALS

WATER (8-12 oz. per serving)

Day 355 (Date:___/___/_____)

TIME	BREAKFAST	CAL	FAT	CARB	PRO
			g	g	g
			g	g	g
			g	g	g
	SNACK	CAL	FAT	CARB	PRO
			g	g	g
			g	g	g
			g	g	g
	LUNCH	CAL	FAT	CARB	PRO
			g	g	g
			g	g	g
			g	g	g
			g	g	g
			g	g	g
	SNACK	CAL	FAT	CARB	PRO
			g	g	g
			g	g	g
			g	g	g
	DINNER	CAL	FAT	CARB	PRO
			g	g	g
			g	g	g
			g	g	g
			g	g	g
			g	g	g
	SNACK	CAL	FAT	CARB	PRO
			g	g	g
			g	g	g
			g	g	g

NOTES:

TOTALS

WATER (8-12 oz. per serving)

Day 356 (Date:___/___/_____)

TIME	BREAKFAST	CAL	FAT	CARB	PRO
			g	g	g
			g	g	g
			g	g	g
			g	g	g
	SNACK	CAL	FAT	CARB	PRO
			g	g	g
			g	g	g
			g	g	g
	LUNCH	CAL	FAT	CARB	PRO
			g	g	g
			g	g	g
			g	g	g
			g	g	g
			g	g	g
	SNACK	CAL	FAT	CARB	PRO
			g	g	g
			g	g	g
			g	g	g
	DINNER	CAL	FAT	CARB	PRO
			g	g	g
			g	g	g
			g	g	g
			g	g	g
			g	g	g
	SNACK	CAL	FAT	CARB	PRO
			g	g	g
			g	g	g
			g	g	g

NOTES: TOTALS

WATER (8-12 oz. per serving)

Day 357 (Date:___/___/_____)

TIME	BREAKFAST	CAL	FAT	CARB	PRO
			g	g	g
			g	g	g
			g	g	g
			g	g	g
	SNACK	CAL	FAT	CARB	PRO
			g	g	g
			g	g	g
			g	g	g
	LUNCH	CAL	FAT	CARB	PRO
			g	g	g
			g	g	g
			g	g	g
			g	g	g
			g	g	g
	SNACK	CAL	FAT	CARB	PRO
			g	g	g
			g	g	g
			g	g	g
	DINNER	CAL	FAT	CARB	PRO
			g	g	g
			g	g	g
			g	g	g
			g	g	g
			g	g	g
	SNACK	CAL	FAT	CARB	PRO
			g	g	g
			g	g	g
			g	g	g

NOTES:

TOTALS

WATER (8-12 oz. per serving)

Day 358 (Date:___/___/_____)

TIME	BREAKFAST		CAL	FAT	CARB	PRO
				g	g	g
				g	g	g
				g	g	g
				g	g	g
	SNACK		CAL	FAT	CARB	PRO
				g	g	g
				g	g	g
				g	g	g
	LUNCH		CAL	FAT	CARB	PRO
				g	g	g
				g	g	g
				g	g	g
				g	g	g
				g	g	g
	SNACK		CAL	FAT	CARB	PRO
				g	g	g
				g	g	g
				g	g	g
	DINNER		CAL	FAT	CARB	PRO
				g	g	g
				g	g	g
				g	g	g
				g	g	g
				g	g	g
	SNACK		CAL	FAT	CARB	PRO
				g	g	g
				g	g	g
				g	g	g

NOTES:

TOTALS

WATER (8-12 oz. per serving)

Day 359 (Date:___/___/_____)

TIME	BREAKFAST	CAL	FAT	CARB	PRO
			g	g	g
			g	g	g
			g	g	g
			g	g	g
	SNACK	CAL	FAT	CARB	PRO
			g	g	g
			g	g	g
			g	g	g
	LUNCH	CAL	FAT	CARB	PRO
			g	g	g
			g	g	g
			g	g	g
			g	g	g
			g	g	g
	SNACK	CAL	FAT	CARB	PRO
			g	g	g
			g	g	g
			g	g	g
	DINNER	CAL	FAT	CARB	PRO
			g	g	g
			g	g	g
			g	g	g
			g	g	g
			g	g	g
	SNACK	CAL	FAT	CARB	PRO
			g	g	g
			g	g	g
			g	g	g

NOTES: TOTALS

WATER (8-12 oz. per serving)

Day 360 (Date:___/___/_____)

TIME	BREAKFAST	CAL	FAT	CARB	PRO
			g	g	g
			g	g	g
			g	g	g
			g	g	g
	SNACK	CAL	FAT	CARB	PRO
			g	g	g
			g	g	g
			g	g	g
	LUNCH	CAL	FAT	CARB	PRO
			g	g	g
			g	g	g
			g	g	g
			g	g	g
			g	g	g
	SNACK	CAL	FAT	CARB	PRO
			g	g	g
			g	g	g
			g	g	g
	DINNER	CAL	FAT	CARB	PRO
			g	g	g
			g	g	g
			g	g	g
			g	g	g
			g	g	g
	SNACK	CAL	FAT	CARB	PRO
			g	g	g
			g	g	g
			g	g	g

NOTES: TOTALS

WATER (8-12 oz. per serving)

Day 361 (Date:___/___/_____)

TIME	BREAKFAST		CAL	FAT	CARB	PRO
				⊬	⊬	⊬
				g	g	g
				g	g	g
				g	g	g
	SNACK		CAL	FAT	CARB	PRO
				g	g	g
				g	g	g
				g	g	g
	LUNCH		CAL	FAT	CARB	PRO
				g	g	g
				g	g	g
				g	g	g
				g	g	g
				g	g	g
	SNACK		CAL	FAT	CARB	PRO
				g	g	g
				g	g	g
				g	g	g
	DINNER		CAL	FAT	CARB	PRO
				g	g	g
				g	g	g
				g	g	g
				g	g	g
				g	g	g
	SNACK		CAL	FAT	CARB	PRO
				g	g	g
				g	g	g
				g	g	g

NOTES: TOTALS

WATER (8-12 oz. per serving)

Day 362 (Date:___/___/_____)

TIME	BREAKFAST		CAL	FAT	CARB	PRO
				g	g	g
				g	g	g
				g	g	g
				g	g	g
	SNACK		CAL	FAT	CARB	PRO
				g	g	g
				g	g	g
				g	g	g
	LUNCH		CAL	FAT	CARB	PRO
				g	g	g
				g	g	g
				g	g	g
				g	g	g
				g	g	g
	SNACK		CAL	FAT	CARB	PRO
				g	g	g
				g	g	g
				g	g	g
	DINNER		CAL	FAT	CARB	PRO
				g	g	g
				g	g	g
				g	g	g
				g	g	g
				g	g	g
	SNACK		CAL	FAT	CARB	PRO
				g	g	g
				g	g	g
				g	g	g
NOTES:		TOTALS				

WATER (8-12 oz. per serving)

Day 363 (Date:___/___/_____)

TIME	BREAKFAST	CAL	FAT	CARB	PRO
			ᵍ	ᵍ	ᵍ
			g	g	g
			g	g	g
			g	g	g
	SNACK	**CAL**	**FAT**	**CARB**	**PRO**
			g	g	g
			g	g	g
			g	g	g
	LUNCH	**CAL**	**FAT**	**CARB**	**PRO**
			g	g	g
			g	g	g
			g	g	g
			g	g	g
			g	g	g
	SNACK	**CAL**	**FAT**	**CARB**	**PRO**
			g	g	g
			g	g	g
			g	g	g
	DINNER	**CAL**	**FAT**	**CARB**	**PRO**
			g	g	g
			g	g	g
			g	g	g
			g	g	g
			g	g	g
	SNACK	**CAL**	**FAT**	**CARB**	**PRO**
			g	g	g
			g	g	g
			g	g	g

NOTES: TOTALS

WATER (8-12 oz. per serving)

Day 364 (Date:___/___/_____)

TIME	BREAKFAST	CAL	FAT	CARB	PRO
			g	g	g
			g	g	g
			g	g	g
			g	g	g
	SNACK	CAL	FAT	CARB	PRO
			g	g	g
			g	g	g
			g	g	g
	LUNCH	CAL	FAT	CARB	PRO
			g	g	g
			g	g	g
			g	g	g
			g	g	g
			g	g	g
	SNACK	CAL	FAT	CARB	PRO
			g	g	g
			g	g	g
			g	g	g
	DINNER	CAL	FAT	CARB	PRO
			g	g	g
			g	g	g
			g	g	g
			g	g	g
			g	g	g
	SNACK	CAL	FAT	CARB	PRO
			g	g	g
			g	g	g
			g	g	g

NOTES: TOTALS

WATER (8-12 oz. per serving)

Day 365 (Date:___/___/_____)

TIME	BREAKFAST	CAL	FAT	CARB	PRO
			g	g	g
			g	g	g
			g	g	g
			g	g	g
	SNACK	**CAL**	**FAT**	**CARB**	**PRO**
			g	g	g
			g	g	g
			g	g	g
	LUNCH	**CAL**	**FAT**	**CARB**	**PRO**
			g	g	g
			g	g	g
			g	g	g
			g	g	g
			g	g	g
	SNACK	**CAL**	**FAT**	**CARB**	**PRO**
			g	g	g
			g	g	g
			g	g	g
	DINNER	**CAL**	**FAT**	**CARB**	**PRO**
			g	g	g
			g	g	g
			g	g	g
			g	g	g
			g	g	g
	SNACK	**CAL**	**FAT**	**CARB**	**PRO**
			g	g	g
			g	g	g
			g	g	g

NOTES: TOTALS

WATER (8-12 oz. per serving)

4TH QUARTER NOTES

Made in the USA
Middletown, DE
15 March 2019